TRAITÉ·PRATIQUE
DE LA CURE
DES FIEVRES,

TOME SECOND.

CONTENANT des Obſervations particulieres ſur chaque eſpéce de Fiévre, & la maniere de les traiter.

Traduit de l'Anglois de THEOPHILE LOBB, *D. M. Membre de la Société Royale de Londres.*

Eſtote Factores verbi; & non auditores tantum, ſallentes voſmetipſos. *Epiſt. Cath. Beat. Jac. Apoſt. Cap. I. ℣. 22.*

A PARIS,
Chez PRAULT pere, Quai de Gevres, au Paradis.

M. DCC. LVII.

Avec Approbation & Privilége du Roi.

TABLE DES CHAPITRES.

Tome II.   a

Fin de la Table des Chapitres
du second Volume.

Errata de la seconde Partie.

PAge 6. *ligne* 9. *Stomachticum*, lisez *Stomachicum*.

Pag. 11. *lig.* 10. *aqua*, lis. *aquæ.*

Pag. 15. *lig.* 4. *sescumciam*, lis. *sescunciam.*

Pag. 18. & 19. *lig.* 9. & dern. *cerevesia*, lis. *cerevisiæ.*

Pag. 22. *lig.* 7. d'hierre terrestre, *lis.* de lierre terrestre.

Pag. 25. *lig.* 18. tous les jouts, *lis.* tous les jours.

Pag. 26. *lig.* 5. rétablir les solides, *lis.* rétablir les fluides.

Pag. 35. *lig.* 5. rérablit, *lis.* rétablit.

Ibid. lig. 9. c'éroit, *lis.* c'étoit.

Pag. 41. *lig.* 2. *serobulo*, lis. *serobiculo.*

Pag. 99. *lig.* 16. *phiolâ*, lis. *phiala*, même faute page *suiv.*

Pag. 135. *lig.* 9. *clocheariæ*, lis. *cochlearia.*

Pag. 159. *lig.* 6. de mêmes, *lis.* de même.

Pag. 170. *lig.* 15. grande, *lis.* grandes.

Ibid. lig. dern. tous, *lis.* toux.

Pag. 172. *lig.* prem. *tinctura*, lif. *tinctura*.

Pag. 188. *lig.* 15. la de paroiffe, *lif.* de la paroifle.

Pag. 198. *lig.* la grande mere, *lif.* la grand-mere.

Pag. 201. *lig.* 13. *vigenti*, lif. *viginti*.

Pag. 211. *lig.* 15. *fefcuntiam*, lif. *fefcunciam*.

Pag. 214. *lig.* 3. répulfion, *lif.* révulfion.

Pag. 231. *lig.* dern. couane, *lif.* couenne.

Pag. 234. *lig.* dern. couaneux, *lif.* couenneux.

Pag. 245. *lig.* 17. *tinctura croci facra*, deleatur *facra*.

Pag. 246. *lig.* 14. maffurer, *lif.* m'affurer.

Pag. 248. *lig.* 16. pelechies, *lif.* petechies.

Pag. 251. *lig.* 5. je retoutnai, *lif.* je retournai.

Pag. 260. *lig.* 7. *fcupulos*, lif. *fcrupulos*.

Pag. 262. *lig.* 16. *diapharetici*, lif. *diaphoretici*, & plus bas, *alexiteriæ*.

Pag. 264. *lig.* 7. qui fuit, *lif.* ce qui fuit.

Pag. 271. *lig.* 9. & dern. *quantitatem fufficientem*, lif. *quantitate fufficienti*.

TRAITÉ

TRAITÉ-PRATIQUE
DE LA CURE
DES FIEVRES.

CHAPITRE XV.

Observations sur les Catharres & sur la Toux.

§. 289. III. 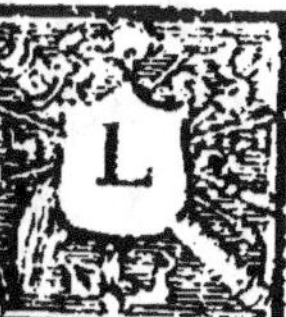A troisiéme chose que je me suis propoſée dans ce Traité, (§. 3.) c'eſt de confirmer la Méthode que j'ai recommandée pour la Cure des Fiévres, par l'Hiſtoire de différens cas de pratique ſur les fiévres les plus or-

Tome II.   A

dinaires, & par celle de la méthode que j'ai fuivie & des Remédes dont je me fuis fervi pour
les guérir. Avant que d'entrer en
matiere, on me permettra de rapporter quelques Obfervations fur
la Toux & fur les Catharres, fur
lefquelles ma pratique s'accorde
parfaitement avec la théorie que
j'ai donnée dans les paragraphes
159. & 161.

OBSERVATION Iere.

§. 290. J'ai été moi-même fort
fouvent attaqué de Catharres, &
d'une Toux violente dont je me
fuis ordinairement guéri avec le
fimple mêlange qui fuit.

℞. *Mellis uncias duas cum femiffe,*
Florum Sulphuris femunciam, Olei A-
mygdalarum dulcium unciam unam,
& fiat Miftura pectoralis *, atte-*
nuans, & moderatè diaphoretica,

cujus Dofis fit Drachma una, fre-
quentèr, fed fæpius vel rarius, ut opus
fuerit, fumenda.

§. 291. Pendant l'Hyver de l'année 1718. je fus attaqué d'un fort
mauvais Catharre, & d'une Toux
violente. J'ufai des remédes fuivans, qui m'ont fort bien guéri.

℞. *Salis Martis Riverii Scrupulos*
duos, Florum Sulphuris drachmas
duas, Millepedarum præparatarum
drachmam unam, Terræ Japonicæ
fcrupulum unum, Confervæ Fruœuum
Cynofbuti duas uncias, Syrupi Tormen-
tillæ duas uncias cum femiffe, mifcean-
tur & fiat Electuarium attenuans,
& diaphoreticum. *Dofis fuit Quan-*
titas Nucis Mofcatæ majoris, bis in
die.

℞. *Balfami Lucatelli drachmas*
tres, Florum Sulphuris drachmam
unam, Confervæ Rofarum Rubrarum
uncias duas, Confervæ Fruœuum Cy-

nosbati, Syrupi de Althæa, Syrupi de Rosis siccis, singulorum unciam unam, & fiat Mistura pectoralis, cujus Dosis fuit aliquantillum, subinde Tussi urgente sumendum.

§. 292. Je fus plusieurs fois attaqué de Toux & de Catharres, pendant les années 1722. 1723. & 1724. & à chaque fois je m'en suis débarrassé avec la potion suivante prise une ou deux fois.

℞. *Balsami Lucatelli, Florum Sulphuris singulorum drachmas duas, Cremoris Tartari, scrupulos quatuor, Conservæ Rosarum rubrarum, Conservæ Fructuum Cynosbati, Syrupi de Althæa, Syrupi Balsamici, Olei Amygdalarum dulcium, singulorum semunciam, & fiat Mistura. Dosis fuit drachmæ duæ, bis, ter, quaterve in die.*

§. 293. Depuis ce temps, lorsque je sens quelques avant coureurs de ces sortes de maladies, je me sers du mélange indiqué, §. 290. qui jusqu'ici m'a toujours parfaitement réussi.

OBSERVATION II.

§. 294. Le 5 Janvier 1715. on me consulta pour une jeune Dame, âgée d'environ dix-sept ans, du Comté de Sommerset, elle se plaignoit d'une Toux très-violente occasionnée par des humeurs salines & acrimonieuses qui lui tomboient sur la trachée artère. Ses accès de Toux étoient si violens, qu'ils lui faisoient lâcher ses urines sans qu'elle pût les retenir. Je lui prescrivis les remédes suivans, qui lui procurerent un heureux rétablissement, & bientôt après elle fut tout a fait débarrassée de son Catharre.

℞. *Salis Martis Riverii scrupulum*

unum, *Antimonii crudi scrupulos duos,
Millepedarum præparatarum drachmam unam* , *Gummi Ammoniaci
scrupulos quatuor* , *Balsami Peruviani guttas viginti* , *Balsami Capivi
quantitatem sufficientem. Misceantur
& fiant* Pilulæ *mediocres*, attenuantes, & diaphoreticæ , *inaurandæ ;
quarum capiat quatuor horâ una ante
prandium* , & *cœnam, superbibendo
tres uncias Apozematis sequentis.*

℞. *Radicis Gentianæ semunciam ,
Corticis Sassafras drachmas tres, Hederæ terrestris* , *Absinthii vulgaris* ,
*singulorum manipulum unum, Semi-
num Cardui Benedicti* , *Cubebarum
singulorum drachmam unam* , *Aquæ
Fontanæ bullientis quantitàtem sufficientem. Stent in digestione fervidâ
& clausa per horas duas ; dein Liquoris colati sexdecim unciis, adde
Vini albi libram unam* , & *fiat*
Apozema stomachticum, & diaphoreticum.

OBSERVATION III.

§. 295. Le premier d'Octobre 1729. je fus confulté pour Mr. R. W ---s près de Dedham, dans le Comté d'Effex, qui étoit attaqué d'un Catharre & d'une Toux fort incommode : On me dit de plus qu'il étoit fort fujet au Rhume. Je lui prefcrivis les remédes fuivans, au moyen defquels il s'eft heureufement rétabli.

℞. *Radicis Serpentariæ Virginianæ, Antimonii diaphoretici, Lactis Sulphuris, fingulorum femi-drachmam, Camphoræ fcrupulum unum, Croci grana decem, Styracis Calamitæ, Balfami Tolutani, fingulorum drachmam unam, Balfami Peruviani quantitatem fufficientem. Mifceantur, & fiant Pilulæ,* attenuantes *& dia-*phoreticæ, *mediocres ; quarum capiat quatuor Vefperi, & Manè, fu-*

perbibendo Cochlearia quinque Apoze-
matis sequentis.

℞. *Ligni Guajaci, Ligni Sassafras,*
singulorum unciam unam, coquantur
cum Aquæ Benedictæ simplicis suffi-
cienti quantitate, sub finem decoctio-
nis addendo Radicis Zinziberis rasi
scrupulos duos ; dein Liquoris colati
unciis sexdecim adde Aquæ Pulegii
uncias quatuor decim, Syrupi Balsa-
mici duas uncias, & fiat Apozema
diaphoreticum.

OBSERVATION IV.

§. 296. Le 13 Août 1731. je
fus consulté sur la maladie d'un
enfant de Mr. Thomas Moss, de
Revenall dans le Comté d'Essex; le
malade étoit âgé de dix-neuf mois,
& étoit attaqué de la Cocluche : je
lui prescrivis le mélange suivant,
& j'ordonnai qu'après qu'il l'auroit
pris on le purgeât avec la Manne,

au moyen de ce traitement il se rétablit fort bien.

℞. *Millepedarum præparatarum, Florum Sulphuris, Antimonii diaphoretici, singulorum grana decem, Salis Absinthii grana sex. Aquæ Lactis alexiteriæ, tres uncias, & semis, Syrupi Balsamici semunciam, & fiat Mistura attenuans & diaphoretica, de quâ capiat unum Cochleare ter in die, Phialâ prius agitatâ.*

OBSERVATION V.

§. 297. Le 17 Janvier 1734. je fus consulté pour Madame E---. A----. c'étoit une femme replette âgée de trente & un an. Elle avoit été attaquée la nuit précédente d'un Catharre & d'une Toux violente, elle avoit passé cette nuit avec une grande difficulté de respirer, elle se plaignoit encore d'une grande pésanteur sur l'estomac qui lui paroissoit comme une

masse de Plomb, ce symptôme
étoit accompagné d'un grand res-
serrement dans la poitrine ; enfin
la difficulté de respirer avoit été
si grande pendant toute la nuit
qu'elle avoit eu beaucoup de peine à en réchapper , au reste elle
n'avoit point encore perdu l'appétit & n'étoit point du tout altérée :
Mais elle étoit constipée , & ses
urines étoient hautes en couleurs.
Je lui ordonnai les Remédes suivans.

℞. *Spermatis Ceti , Salis Prunellæ*
singulorum semi-drachmam , Cocci-
nellæ scrupulum unum , Croci grana
decem , misceantur , & fiat Pulvis
attenuans *&* emolliens, *in Partes*
quatuor æquales dividendus , quarum
capiat unam bis in die cum uno Co-
chleari Mellis despumati mistam , su-
perbibendo Haustum Pseudo - Theæ
cum Hyssopo præparatæ.

℞. *Balsami Capivi drachmam unam*

diſſolvatur cum Vitelli recentis Ovi drachmis tribus, dein adde Syrupi Balſamici ſeſcunciam, Aquæ Pulegii duas uncias, & fiat Miſtura detergens & balſamica, de qua capiat unum Cochleare largum Veſperi &, Manè.

℞. *Gummi Ammoniaci, Spermatis Ceti ſingulorum ſcrupulos duos, diſſolvantur in Aqua Pulegii duabus unciis & ſemis, dein adde Gas Sulphuris ſeſcunciam, Sacchari albi quantitatem ſufficientem ad gratum ſaporem, & fiat Miſtura pectoralis, de quâ ſubinde capiat unum Cochleare; urgente Reſpirationis Difficultate.*

§. 298. Je fus la voir le 21 Janvier, la péſanteur dont elle ſe plaignoit ſur l'eſtomac, & ſa difficulté de réſpirer étoient alors beaucoup diminuées; elle s'étoit cependant enrhumée de nouveau : Sa Toux n'étoit pas non plus si gênante. Je lui conseillai de réiterer l'usage de ses Potions Balsamiques & Pecto-rales, auxquelles j'ajoutai le Look suivant ; au moyen de ces Remé-des, elle se débarrassa de tous ses maux sans qu'il ait été question ni de Saignée, ni d'Emétiques, ni de Purgatifs.

℞. *Lactis Sulphuris, Spermatis Ceti singulorum scrupulos duos, Mellis un-cias tres, Syrupi Balsamici, Olei, Amygdalarum dulcium singulorum semunciam, misceantur secundum ar-tem, & fiat Linctus, de quo capiat aliquantillum subinde Tussi urgente.*

OBSERVATION VI.

§. 299. Le 23 Mai 1734. je fus consulté sur la maladie d'un enfant de Mr. W----'s. c'étoit une petite fille âgée de quatre ans. Il y avoit huit jours qu'elle étoit attaquée de la Cocluche, elle mangeoit encore d'affez bon appétit & n'avoit pas beaucoup de fievre ; mais elle étoit fouvent prife de très-violens accès de Toux. Je la réduifis à l'eau de de Gruau & au bouillon de Mouton pour toute nourriture, & en cas qu'elle fe trouvât altérée, je confeillai qu'on lui donnât à boire de l'eau de Pomme, (c'eft-à-dire, de l'eau dans laquelle on délaieroit de la moële de Pomme cuite) un peu édulcorée. J'y fis joindre l'ufage des Remédes fuivans.

℞. *Florum Sulphuris drachmam unam, Cremoris Tartari fcrupulum unum, Confervæ Fructum Cynofbati drachmam unam, Syrupi Baccarum fambuci drachmas decem, Olei Amygdalarum dulcium femunciam, & fiat Miftura pectoralis & attenuans, cujus capiat aliquantillum omni Bihorio.*

℞. *Succi Rutæ recenter expreffi un-*

ciam unam, Salis Prunellæ grana decem, Aquæ Pulegii, Syrupi Baccarum sambuci, Mellis, singulorum unciam unam, & fiat Mistura attenuans, de qua capiat Cochleare parvulum tertiis horis.

§. 300. Le Mardi, 6 du mois suivant, sa mere vint de nouveau me consulter : Elle m'apprit que son enfant alloit mieux, & que les accès de toux ne la reprenoient pas aussi fréquemment qu'ils faisoient auparavant. Je lui prescrivis les Remédes suivans, au moyen desquels sa Toux s'est heureusement passée.

℞. *Florum Sulphuris drachmam unam, Mellis sescunciam, Olei Amygdalarum dulcium semunciam, & fiat Mistura pectoralis, de quâ subinde capiat aliquantillum.*

℞. *Musci Corallini præparati ,*

Antimonii diaphoretici, Salis Abſinthii, ſingulorum ſcrupulum unum, Salis Prunellæ grana decem, Aquæ Pulegii ſeſcumciam, Aquæ Menthæ duas uncias, Tincturæ Croci guttas triginta, Syrupi Balſamici ſemunciam, & fiat Julapium attenuans, *de quo capiat unum Cochleare horis quartis, vel ſextis. Phialâ prius gitatâ.*

CHAPITRE XVI.

Observations sur les Fiévres Inter-mittentes, occasionnées par l'é-paississement des humeurs.

OBSERVATION VII.

§. 301. LE 18 Décembre 1731. je fus prié de donner mon avis sur la maladie de Robert Brown, Laboureur de Hatfield près de Witham, dans le Comté d'Essex, âgé de rrente-six ans. Il traînoit une Fievre-Quarte dont il avoit été attaqué vers le milieu du mois de Septembre précélent. Ses accès de fievre se manifestoient d'abord par un frisson qui étoit bien-tôt suivi de chaleur; cette chaleur le dévoroit pendant trois heures, après quoi il tomboit dans des sueurs froides & gluantes qui lui

lui duroient pendant sept à huit heures. Pendant tout le frisson de ses accèsil étoit fort altéré, & l'étoit fort peu après, vers la fin de ses accès ses urines étoient fort hautes en couleur, son visage & son corps paroissoient un peu gonflés, principalement pendant le temps de ses accès. Il y avoit un mois qu'il avoit de plus une Toux fort incommode & que sa respiration étoit fort courte. Je conseillai l'usage des Poudres suivantes, & j'ordonnai qu'en cas que, par leur moyen, la fievre le quittât au premier accès, il en discontinuât l'usage pendant quatre jours, qu'alors il le recommençât, & qu'il en prît une dose de quatre heures en quatre heures, jusqu'à ce qu'il eût tout consommé.

℞. *Radicis Serpentariæ Virginianæ, Millepedarum præparatarum, singulorum grana triginta, Corticis Peruviani unciam unam, misceantur, & fiat* Pulvis *subtilis, in duodecim partes equales dividendus, quarum secundis horis, absente febre, capiat unam cum Cochlearibus aliquot Aquæ puræ mistam.*

§. 302. Le 21 Décembre, j'appris qu'il avoit fait usage des Poudres que je lui avois prescrites, & que sa fievre l'avoit quitté, surquoi je lui ordonnai la potion suivante, dont je lui prescrivis l'usage, pour les jours seulement qu'il ne prenoit point de Quinquina, dont il devoit réitérer la dose dans les temps marqués ci-dessus.

℞. *Limaturarum Ferri unciam unam, Chamemeli, Rutæ, singulorum manipulum unum, Radicis Zinziberis incisi drachmam unam, ponantur in Lagena vitrea, cum Cerevisæ melioris libris duabus, infundantur*

per horas viginti, dein hujus Cereve-
fiæ bibat hauſtum bis in die, & quo-
ties hauſtus expromatur, toties Lage-
na de novâ Cerevefia iterum replea-
tur, donec Ingredientia fuerint effæta.

§. 303. Il réitéra l'uſage de ſes
Poudres & continua celui de la
Bierre Médicinale avec tant de
ſuccès que par cette ſeule méthode il ſe rétablit de ſa Fievre, de ſa
Toux, de ſa Courte-haleine, & de
la Leucophlégmatie qui étoit répandue ſur toute la ſurface de ſon
corps; depuis ce temps là je n'ai
point entendu parler qu'il en ait
jamais eu aucun retour.

OBSERVATION VIII.

§. 304. Le Lundi 10 Janvier
1732. on me demanda une conſultation pour Edward Dice, Laboureur de Witham, âgé de vingt-
ſix ans. Il avoit toujours été d'une

très - mauvaife fanté pendant les deux ou trois dernieres années, pendant lefquels il s'étoit fort fou-vent plaint de quelque indifpofi-tion à l'eftomac qui lui ôtoient tout a fait l'appétit, & lui faifoient fort fouvent rejetter ce qu'il venoit de manger. Il s'étoit encore plaint affez fréquemment d'une douleur dans les lombes, accompagnée d'un fentiment de fatigue; & de douleurs dans les jambes : affez fréquemment encore il avoit été fort altéré.

§. 305. Peu de temps après la Saint Jean précédente, il avoit été attaqué d'une Toux qui le tour-mentoit continuellement depuis, cette Toux étoit accompagnée d'une grande difficulté de refpirer : & lui faifoit cracher quantité de matiere fanguinolente & purulen-te. Il y avoit environ vingt-une femaine qu'il avoit été pris d'une fievre Intermittente qu'il trainoit

encore. Ses accès de fievre revenoient quelquefois tous les trois
jours, quelquefois ils le prenoient
deux jours de fuite & lui laiffoient
un jour de bon, quelquefois ils
revenoient tous les jours, mais depuis quelque temps c'étoit toutes
les nuits.

§. 306. Vers la fin de l'Autom-
ne, il avoit fait ufage du Quinquina pour guérir fa fievre, mais il
n'eût pas plutôt commencé à en
prendre que fon eftomac fe gon-
fla, & a toujours refté dans cet
état depuis, fi ce n'eft que ce gon-
flement a été quelquefois plus &
quelquefois moins confidérable. Il
fe plaignoit encore depuis peu
d'une douleur de côté. Ses jambes
enfloient auffi vers le foir, enfin pendant les accès de fa fievre,
il avoit fouvent été pris de convulfions fi terribles & fi violentes,
qu'on eût cru qu'il alloit trépaffer.
Je confeillai à fa femme de lui faire

prendre de la fleur de Souffre, du Miel, & de l'huile d'Olive mêlés ensemble pour fa Toux, de lui faire boire quelquefois de l'eau de Gruau, du Thé ou quelque infufion, telle que celle de feuilles de Mauves & de Ruë, ou d'Hierre Terreftre, tantôt d'une forte, tantôt de l'autre : A cela j'ajoutai les formules fuivantes.

Fiant Fontanellæ inter Coftas.

℞. *Balfami Capivi femunciam, cujus capiat guttas viginti quinque bis in die, cum aliquantillo facchari albi Pulveris miftas.*

℞. *Millepedarum præparatarum, Coccinellæ, fingulorum fcrupulos duos, Salis Abfinthii drachmam unam, Croci grana octo, Aquæ Lactis alexiteriæ Aquæ Pulegii, fingularum uncias duas, Spiritus Nitri dulcis guttas viginti, Sacchari albiffimi quantitatem fufficientem ad gratum faporem, mif-*

ceantur, & fiat Julapium diffolvens & attenuans; *de quo capiat
unum Cochleare largum omni bihorio,
abfente Febre, & Phialia prius agitata.*

℞. *Spiritus Vitrioli, Aquæ Cinnamoni fortis, fingulorum drachmam
unam,* & fiat Miftura diffolvens
& attenuans; *cujus fubindè capiat
in hauftu infufi Radicis Bardanæ majoris tot guttas quot fufficiant ad aciditatem moderatam.*

§. 307. On me vint prier de
l'aller voir le lendemain après midi, j'appris que fa fievre étoit revenue comme à l'ordinaire, qu'il
avoit eu des convulfions très-violentes, & que de temps à autre
il étoit tombé en foibleffe & fans
connoiffance. Je lui fis continuer
l'ufage de ce que j'avois ordonné
la veille, & j'y ajoutai ce qui
fuit.

℞. *Pulveris è Chelis Cancrorum simplicis, Lapidis Contrayervæ singulorum grana decem, Castorei Russiæ, Camphoræ, Croci, singulorum grana quatuor, Salis Absinthii grana octo, Aquæ Lactis alexiteriæ, Aquæ Bryoniæ, singulorum unciam unam, & fiat* Mistura cardiaca, *cujus capiat unum Cochleare in Languoribus, Phialâ prius agitatâ.*

℞. *Olei succini drachmam unam, cum aliquantillo cujus, Ventriculi Regio parum inungatur.*

§. 308. Le Mercredi suivant je retournai le voir de nouveau, j'appris que son estomac alloit un peu mieux lorsque la fievre l'avoit quitté & qu'il avoit aussi la respiration un peu plus aisée qu'à l'ordinaire, mais que la fievre étoit revenue comme auparavant de même que ses convulsions qui avoient

encore

encore été très-fortes, avec cette différence feulement qu'il paroif-foit que fes accès de fievre étoient plus courts. Je fis encore conti-nuer ce que j'avois ordonné pré-cédemment, avec l'Ordonnance fuivante.

℞. *Florum Chamæmeli, Affæfer'-dæ, Myrrhæ, fingulorum grana de-cem, Camphoræ grana feptem, Olei fuccini guttas feptem, Syrupi Diaco-dii quantitatem fufficientem; mifcean-tur, & fiant Pilulæ fex, cum Flori-bus Sulphuris involvantur, quarum capiat duas omni quadrihorio, affecti-bus Convulfivis durantibus.*

§. 309. Au moyen de ces Re-médes, il fut tous les jours de mieux en mieux. La fievre, les con-vulfions & la douleur de côté le quitterent, fa toux & fa difficulté de refpirer fe diffiperent auffi ma-

nifeſtement d'un jour à l'autre.
Lorſque la fievre fut paſſée, je lui
preſcrivis quelque choſe pour lui
rétablir l'appétit, pour fortifier les
ſolides, & pour rétablir les ſolides
dans leur état naturel, au moyen
de quoi il recouvra parfaitement ſa
ſanté & ſes forces, & ſe mit enfin
en état de continuer ſes exercices
ordinaires.

OBSERVATION IX.

§. 310. Le 5 du mois d'Août
1728. on me demanda mon con-
ſeil pour Madame R----s. de Sible
Hedingham, dans le Comté d'Eſſex, c'étoit une femme d'une com-
plexion foible & d'un tempérament fort délicat, âgée d'environ
trente-quatre ans; elle ſe plaignoit
fort ſouvent & avoit toujours quelque choſe de dérangé. Elle étoit
pour lors attaquée d'une Fievre
tierce, accompagnée de douleurs

très-violentes dans l'estomac &
aux jambes. Je lui prescrivis les
Remédes suivans.

℞. *Olei Juniperi chymici scrupulum
unum, Olei Nucis Moscatæ chymici
guttas quinque, Spiritus Salis Armoniaci volatilis semunciam , & fiat
Mistura attenuans, cujus capiat guttas viginti in haustu Vini albi , &
Aquæ Fontanæ, Vesperi, & Mane,
absente Febre, Phialâ prius agitatâ.*

℞. *Camphoræ scrupulos duos, Spiritus Vini rectificati, drachmas sex ,
Aquæ Hungaricæ drachmas duas ,
Spiritus Salis volatilis oleosi guttas
quadraginta; misceantur pro Fotu,
quo Palmæ, & Carpi, & Plantæ,
bis terve in die benè foveantur.*

§. 311. Le 12 du même mois,
son Apoticaire m'écrivit sur sa situation en ces termes.

C ij

MONSIEUR,

» J'ai l'honneur de vous écrire,
» pour vous informer de l'état de
» Madame R----s. ell a fait ufage
» de la fomentation & des gouttes
» que vous lui avez ordonnées. De-
» puis ce temps là, la fievre & la
» douleur d'eftomac dont elle fe
» plaignoit font diminuées de jour
» en jour, fi bien qu'elle en eft ac-
» tuellement tout a fait débarraf-
» fée, & qu'elle ne fe plaint plus
» d'autre chofe que de la douleur
» dans les jambes qui n'eft pas en-
» core tout à fait paffée.

§. 312. Je lui fis continuer pendant quelques jours de plus l'ufage des mêmes Remédes, au moyen
defquels elle revint en parfaite
fanté.

§. 313. Le 8 Octobre de la
même année, on me confulta de
nouveau pour elle, fur ce qu'elle

avoit été reprise de sa fievre tierce, dont elle avoit déja essuyé plusieurs accès ; mais elle ne se plaignoit point alors des douleurs énoncées ci-dessus. Je lui ordonnai la potion suivante.

℞. *Antimonii diaphoretici, Salis Absinthii, singulorum scrupulos duos, Aquæ Pulegii sex uncias & semis, Spiritus Salis Armoniaci volatilis drachmam unam, Syrupi Balsamici sescunciam, &* fiat **Mistura** atte*nuans, cujus capiat Cochlearia duo larga horis secundis, absente Febre, & Phialâ prius agitatâ, superbibendo haustum infusi Florum Chamæmeli.*

§. 314. Le 13 du même mois, son Apoticaire m'écrivit une seconde Lettre, par laquelle il m'apprenoit que depuis qu'elle avoit fait usage du Julep que je lui avois ordonné, elle n'avoit senti aucun retour de sa fievre.

C iij

OBSERVATION X.

§. 315. Le Jeudi 26 Août 1726. on me vint prier d'aller voir Madame E---- H----. de Chelmsford, dans le Comté d'Eſſex, elle avoit alors environ vingt ans. Trois mois avant ce temps là elle avoit été attaquée de quelques accès de convulſions, d'étourdiſſemens & de frayeur dans tout ſon corps, pour me ſervir de ſes termes. Ces ſortes d'accès la reprenoient ordinairement trois ou quatre fois par jour.

§. 316. Environ cinq ſemaines avant qu'elle m'appellât, elle avoit été priſe d'une fievre Intermittente, pendant laquelle les premiers accidens ſubſiſtoient toujours. Cette fievre la prenoit régulierement tous les jours, & elle étoit d'une chaleur brulante pendant tout le temps de chaque accès.

§. 317. Sur l'avis des uns & des autres , elle s'étoit fait tirer du sang ; la saignée avoit dissipé la grande chaleur dont elle étoit dévorée pendant ses accès de fievre, mais en place il lui étoit survenu des accès de froid, de frisson, de tremblement tous semblables à ceux qu'on ressent au commencement des Fievres tierces : pendant ces sortes-d'accès , il lui survenoit des sueurs froides & gluantes , mais ces sortesde sueurs n'étoient suivies d'aucune chaleur. C'est ainsi qu'elle avoit continué & qu'elle avoit été reprise de sa fievre successive-toutes les nuits. Elle se plaignoit d'une altération continuelle, & ses urines étoient toujours pâles ; une telle situation l'avoit si fort affoiblie, qu'elle tomboit fort souvent en foiblesse ; elle avoit continuellement les esprits accablés ; elle se plaignoit d'une grande foiblesse d'estomac , de n'avoir que très-peu d'appétit , de ne dormir pour ainſi dire point , & de n'avoir que des ſommeils interrompus ; du reſte elle avoit le ventre aſſez libre. C'eſt-là de ces ſievres que j'appelle *Intermittentes nerveuſes* : Elle étoit Cachectique alors , & la ſaignée , à mon avis , a produit ce changement dans les ſymptômes de ſa maladie , qui n'a point été à ſon avantage , mais bien plutôt à ſon détriment. Je lui conſeillai l'uſage des Remédes ſuivans.

℞. *Camphoræ ſcrupulos quatuor, Nucis Moſchatæ , Caſtorei Ruſſiæ, ſingulorum ſcrupulum uum ; miſceantur , & fiat Pulvis, dein cum Bombyce & Panno linteo formetur ſecundum artem* Culcitra, *ſcrobulo Cordis applicanda.*

℞. *Antimoni diaphoretici , Salis Abſinthii , ſingulorum ſcrupulum unum, Salis Martis grana quinque,*

Aquæ Cinnamomi hordeatæ duas uncias & semis, Aquæ Bryoniæ compositæ semunciam, Syrupi è succo Limonum unciam unam, misceantur, & fiat Julapium attenuans, & corroborans, de quo capiat unam unciam tertiis vel quartis horis; Phialâ prius agitatâ.

℞. *Massæ Emplastri Nuchalis (in Pharmacopœiâ Bateanâ præscripti) quantitatem sufficientem, spissè super alutam extendatur, & fiat Emplastrum satis largum Nuchæ applicandum.*

§. 318. Le Samedi 27 du même mois, que je retournai la voir, je la trouvai beaucoup plus gaye: Elle n'avoit point eu de fievre la nuit précédente ; je lui fis continuer l'usage du Julep, comme je lui avois ordonné la premiere fois.

§. 319. Je fus la voir pour la troisiéme fois le Lundi suivant.

Elle me dit que le jour précédent fur les deux heures du matin, elle avoit reffenti quelques légers fymptômes de fon accès, mais qu'ils n'avoient pas duré plus d'un quart d'heure. Je la trouvai beaucoup mieux à tous égards, à quelques douleurs près dont elle fe plaignoit dans l'eftomac & dans les inteftins, pour y remédier, je lui confeillai l'ufage de la potion fuivante, & qu'après qu'elle l'auroit finie elle recommençât l'ufage du Julep, que je lui avois ordonné le Vendredi d'auparavant.

℞. *Tincturæ facræ, Tincturæ Rhabarbari Bateanæ fingulorum unciam unam, fpiritus Lavendulæ femidrachmam, & fiat* Miftura *lenitèr purgans, cujus capiat unum* Cochleare *largum horâ decubitus, & duo* Cochlearia Mane *proximo, & dein interpofitis quatuor horis capiat* Partem Mifturæ *reliquam, fi* Alvus *non liquida fuerit.*

§. 320. Elle ſuivit exactement mes Ordonnances. Elle prit trois fois de ſuite le Julep chalibé, & au moyen de ces ſeuls Remédes, elle ſe rérablit en parfaite ſanté.

OBSERVATION XI.

§. 321. Le 30 Janvier 1728. on me vint prier d'aller voir Mademoiſelle L----r. c'éroit une jeune Demoiſelle âgée d'environ dix-neuf ans, qui demeuroit à 3 ou 4 lieues de Witham, dans le Comté d'Eſſex, je la trouvai fort mal d'une fievre Intermittente quoti-dienne, accompagnée d'une grande fluxion d'humeurs ſur la trachée artère : Elle étoit attaquée nuit & jour de violens accès de toux, dont les retours étoient très-fré-quens & très-longs, ce qui la fati-guoit extraordinairement. Pour y remédier je lui preſcrivis ce qui ſuit.

℞. *Pulveris è Chelis Cancrorum simplicis, Antimonii diaphoretici, Spermatis Ceti, singulorum scrupulos duos, Myrrhæ scrupulum unum, Radicis Serpentariæ Virginianæ, Nucis Moschatæ, singulorum grana quindecim; misceantur, & fiat* Pulvis *subtilis, in octo Partes æquales distribuendus, quarum horis sextis capiat unam cum uno Cochleari Misturæ sequentis mistam, superbibendo Haustum Liquoris cujuslibet.*

℞. *Aquæ Mirabilis, Aquæ Bryoniæ compositæ, singulorum drachmas duas, Syrupi Balsamici tres uncias cum semisse, & fiat* Mistura.

℞. *Salis Absinthii, Salis Punellæ, singulorum scrupulos duos, Aquæ Lactis alexiteriæ sex uncias, Syrupi Balsamici duas uncias, Spiritus Salis Armoniaci volatilis drachmam unam; misceantur, & fiat* Julapium attenuans , *cujus capiat unciam unam horis sextis, temporibus autem intermediis.*

℞. *Succi Glycyrrhizæ Hispanici semunciam , dissolve in Aquæ Pulegii tribus unciis cum semisse , & fiat* Mistura pectoralis , *cujus calidè (instar Caffé) capiat Cochleare semis, urgente Tussi.*

§. 322. Le premier de Février suivant, je retournai la voir ; sa fievre étoit passée , & son catharre s'étoit beaucoup adouci : elle toussoit cependant encore , mais avec beaucoup moins de force , & bien moins fréquemment. Elle se plaignoit aussi de ne point aller à la selle : Surquoi je lui ordonnai ce qui suit.

℞. *Tincturæ sacræ duas uncias, Tincturæ Myrrhæ decem , & fiat* Mistura, *de qua capiat unum Cq-*

chleare largum horâ octavâ Vesper-
tinâ; & craſtino Mane, ſi non redie-
rit Febris, repetatur Doſis eadem.

℞. *Balſami Capivi ſemunciam, cu-*
jus capiat guttas quindecim, vel vi-
ginti bis in die cum aliquantillo Pul-
veris ſaccari albi miſtas.

§. 323. Le 5 Février, je fus la
voir pour la troiſiéme fois, je la
trouvai beaucoup mieux, mais ſa
toux n'étoit pas encore tout a fait
paſſée, ce qui me détermina à lui
faire continuer l'uſage du Beaume
de Copahu auquel je joignis les
Pillules ſuivantes.

℞. *Radicis Serpentariæ Virginia-*
næ, Radicis Gentianæ, Florum Cha-
mæmeli, Antimonii diaphoretici, ſin-
gulorum ſcrupulôs duos, Salis Mar-
tis Riverii, Caſtorei Ruſſiæ, Croci,
ſingulorum ſcrupulum unum, Styra-
cis Calamitæ ſcrupulos quatuor, Sy-

*rupi Balfamici fufficientem quantita-
tem ; mifceantur, & fiant* Pilulæ
*diaphoreticæ, mediocres, cum Pul-
vere è Chelis Cancrorum fimplici involvantur, quarum capiat quatuor
una hora ante prandium, & Cœnam.*

§. 324. Au moyen de ces Remédes, elle fe débarraffa de fa
toux en très-peu de temps, & fe
rétablit en parfaite fanté.

OBSERVATION XII.

§. 325. Le Mardi 27 Mai 1729.
on me confulta pour Madame
W----. de Fanborn, dans le Comté
d'Effex. Elle étoit alors âgée de
vingt-neuf ans, elle avoit eu continuellement la fievre quarte depuis la Saint Michel précédente,
jufqu'à Pâque que l'ufage du Quinquina la lui avoit fait paffer. Mais
en place de fa fievre, il lui étoit
furvenu des douleurs dans tous les

membres ; & la femaine précédente elle avoit eu toutes les nuits
un accès de fievre qui lui avoit
entierement détruit l'appétit. Elle
étoit nouvelle accouchée depuis
quatorze femaines , & depuis ce
temps là elle n'avoit point été
réglée du tout. Je lui ordonnai
ce qui fuit.

℞. *Salis Abfinthii drachmam unam,*
Aquæ Lactis alexiteriæ fex uncias,
Aquæ Bryoniæ compofitæ fefcunciam,
Tincturæ Caftori carminativæ, Spiri-
tus Lavendulæ compofiti , fingulorum
drachmas duas, Spiritus Salis Armo-
niaci volatilis guttas triginta ; mif-
ceantur , & fiat Julapium *atte-*
nuans , de quo capiat Cochlearia duo
largâ, horis fecundis, abfente Febre.

℞. *Camphoræ fcrupulos quatuor,*
Florum Chamæmeli, Caftorei Ruffiæ,
fingulorum fcrupulum unum, & fiat
Pulvis *; dein cum Bombice, & Panno*
linteo

linteo formetur, ut artis eſt, Culcitra*, ſcrobulo Cordis applicanda.*

§. 326. Le Samedi 31 du même
mois, on vint me dire qu'elle étoit
beaucoup mieux, & qu'il ne lui
reſtoit plus que quelques légers
ſymptômeš de ſa fievre & de ſes
douleurs. Je lui preſcrivis les Remédes ſuivans.

Repetatur Julapium die Maii vi-
geſſimo ſeptimo præſcriptum, & ſu-
matur ut prius.

℞. *Olei Juniperi chymici ſcrupu-*
lum unum, Spiritus Salis Armoniaci
volatilis ſemunciam, & fiat Miſtura
attenuans *&* corroborans; *cujus ca-*
piat guttas viginti in Hauſtu Vini
albi, & Aquæ Fontanæ, vel Hauſtu
Cereviſiæ Veſperi, & Mane, abſen-
te Febre, & Phialâ prius agitatâ.

§. 327. Au moyen de ces Remédes elle se rétablit bien-tôt en parfaite santé.

OBSERVATION XIII.

§. 328. Le 10 Novembre 1730. une pauvre fille nommée E--- L---, âgée d'environ vingt-sept ans, vint me prier de l'assister de mes conseils dans sa maladie. Il y avoit alors un an entier que ses régles étoient supprimées. Elle étoit attaquée d'une fievre Intermittente qui la poursuivoit depuis quelques semaines. Ses accès revenoient régulierement chaque vingt-quatre heures, mais ils lui laissoient une intermission de quatorze, & quelquefois de seize heures. Elle avoit le visage extraordinairement défait & pâle ; elle ne trouvoit goût à rien ; & depuis assez long-tems elle tomboit dans des accès d'Epilepsie, qui lui revenoient régulierement deux fois par mois, vers la

nouvelle & la pleine Lune : Elle
mē dit de plus, qu'elle avoit une
groſſe tumeur dans le côté gauche
du ventre, que ſes Voiſines appel-
loient un *Gateau*. Je lui preſcrivis
l'électuaire ſuivant.

℞. *Radicis Serpentariæ Virginianæ,
Caſtorei Ruſſiæ, ſingulorum grana
triginta, Corticis Elentherii drachmas quinque, Antimonii diaphoretici
drachmam unam, Syrupi Pæoniæ
maris quantitatem ſufficientem; miſceantur, ut fiat Electuarium attenuans, & corroborans; de quo capiat quantitatem Nucis Moſcatæ tèr
quotidie, in tempore Intermiſſionis,
ſuperbibendo Hauſtum Decoĉti Ligni
Guajaci Raſurarum, & Viſci Quer-
cini, domi præparati.*

§. 329. Elle réitéra deux fois
cette doſe d'Electuaire, & le 23
Novembre ſuivant, elle me vint
dire qu'elle ſe trouvoit beaucoup

D ij

mieux; que la fievre l'avoit quittée presque auſſi-tôt qu'elle eut commencé à faire uſage du Reméde que je lui avois ordonné; & que ſes attaques d'Epilepſie ne l'avoient point repriſe dans le temps de la derniere pleine Lune comme ils avoient coutume de faire à pareil temps; enfin, qu'elle n'en avoit eu aucun ſymptôme depuis qu'elle avoit commencé à ſuivre ce Reméde. Elle ajouta que ſon eſtomac alloit beaucoup mieux, qu'elle prenoit du goût à tout ce qu'elle mangeoit. Ceci étoit confirmé d'ailleurs par le changement de ſon viſage qui avoit beaucoup amendé. Je lui conſeillai de continuer l'uſage des Remédes que je lui avois preſcrit : Mais comme elle n'étoit à Witham que par hazard, elle quitta la Ville pour s'en retourner chez elle à quelques lieues dans la Campagne, & je ne me ſouviens point d'en avoir jamais entendu parler depuis ; mais l'avantage qu'elle a retiré des Remédes que je lui ai indiqués m'a paru si grand & si remarquable, que j'ai cru obliger le public d'en faire mention. Je puis ajouter de plus que non-seulement dans les fievres Intermittentes, mais encore dans bien d'autres cas, je me suis servi de l'écorce de Chacrille, souvent avec beaucoup de succès, & j'ose avancer que cette drogue mérite & plus d'attention & plus de préférence qu'on ne lui en a accordé jusqu'ici.

OBSERVATION XIV.

§. 330. Le Mercredi 23 Février 1732. on vint me prier d'aller voir la femme de J--- B----. c'étoit une pauvre femme de Witham, âgée d'environ trente ans. Le Dimanche matin de la semaine précédente, elle avoit été prise par des fris-

fons & des tremblemens femblables à ceux d'un accès de fievre.
Ces fymptómes avoient été fuivis
de chaleur & d'altération; cette forte de fievre continua pendant tout
le jour & ne la quitta que la nuit.
La fievre la reprit le lendemain
matin, & continua de la reprendre
de même tous les jours après :
Chaque accès duroit environ feize
heures.

§. 331. Le Jeudi d'auparavant
que je fus la voir; elle avoit eu
une perte de fang fi confidérable,
que les perfonnes qui étoient autour d'elle & qui la venoient voir,
s'imaginoient qu'elle avoit eu une
fauffe couche; cette perte avoit
toujours continué depuis, & étoit
tantôt plus tantôt moins confidérable : Elle rejettoit quelquefois des caillots de fang. Cet acci-
dent l'avoit affoiblie extraordinairement ; fes urines étoient bilieu-
fes & très-foncées en couleur.

Elle avoit eu souvent des vomissemens bilieux, & se plaignoit d'une
grande douleur de tête depuis
qu'elle étoit tombée malade : cette
douleur redoubloit avec plus de
violence pendant le temps de la fievre. La premiere fois que je la vis
elle se plaignoit encore d'une
grande douleur dans le dos, dans le
ventre & dans le côté gauche. Je
lui prescrivis le Reméde suivant.

℞. *Radicis Tormentillæ , Cretæ
albæ, Corallii Rubri præparati , singulorum scrupulos duos , Salis Absinthii scrupulum unum , Aquæ Lactis
alexiteriæ duas uncias & semis , Aquæ
Bryoniæ compositæ sescunciam , Spiritus Vitrioli dulcis tot guttas quot
sufficiant ad moderatum acorem ; dein
adde sacchari albi quantitatem sufficientem ad gratum saporem , & fiat
Mistura ; cujus capiat unum Cochleare largum omni Trihorio , Phialâ prius
agitatâ.*

§. 3 3 2. Le lendemain fon mari me vint dire qu'elle étoit un peu mieux, mais qu'elle fe plaignoit beaucoup de fa douleur dans le dos. Je lui prefcrivis les Remédes fuivans, dont l'ufage la débarraffa de tous fes maux & lui rendit une parfaite fanté.

℞. *Spermatis Ceti fcrupulos duos, Olei Amygdalarum dulcium unciam unam, Olei Juniperi chymici guttas octo, Syrupi de Altheâ, Syrupi Diacodii, fingulorum femunciam, & fiat* Miftura carminativa, emoliens, & anodyna ; *de quâ capiat femunciam fextis vel octavis horis, durante dolore, Phialâ prius agitatâ.*

℞. *Radicis Tormentillæ, Coccinellæ fingulorum grana triginta, Antimonii diaphoretici, Lapidis Contrayervæ fingulorum fcrupulum unum, Salis Abfinthii fcrupulos duos, Croci grana decem, Aquæ Lactis alexiteriæ*

riæ tres uncias, Aquæ Cinnamomi for-
tis unciam unam, Sacchari albi quanti-
tatem sufficientem ad saporem gratum,
& fiat Mistura attenuans, & cor-
roborans; cujus capiat unum Cochlea-
re largum tertiis horis, superbibendo
Haustum Infusi Melissæ, Phialâ prius
agitatâ.

Semel in die capiat Florum Sul-
phuris scrupulos duos in Haustu Lactis
recentis, absente Febre.

OBSERVATION XV.

§. 333. Le Mercredi 23 Février
1732. on vint me chercher pour
aller voir Madame B--- M---. près
de Malden, dans le Comté d'Essex.
C'étoit une femme âgée d'environ
trente-quatre ans. Elle étoit attaquée d'une fievre intermittente,
dont les accès revenoient régulierement une fois chaque vingt-quatre heures, & lui duroient pendant environ douze heures de suite.

Tome II.   E

Elle se plaignoit encore d'une douleur presque continuelle dans les intestins, mais qui étoit beaucoup plus violente pendant le temps que la fievre la tourmentoit. Je lui prescrivis les Remédes suivans.

℞. *Cinnabaris Nativi, Camphoræ singulorum scrupulum unum, Castorei grana decem, Gummi Tacamahaccæ, Thuris, singulorum sesquidrachmam, Olei Menthæ chymici guttas tres, Olei Florum Chamæmeli (per Infusionem, & Expressionem præparati) quantitatem sufficientem, ut fiat secundum artem Massa Emplastri ; dein super alutam extendatur, & fiat Emplastrum scrobulo Cordis applicandum.*

℞. *Salis Absinthii scrupulum unum, Salis Succini volatilis grana decem, Aquæ Lactis alexiteriæ tres uncias, Aquæ Menthæ semunciam, Syrupi è Succo Limonum, Syrupi Balsamici singulorum drachmas duas, Spiritus Nitri dulcis guttas viginti ; misceantur, & fiat Julapium attenuans ; de quo capiat unum Cochleare largum omni Trihorio durante Febre, superbibendo Haustum Infusi Melissæ.*

℞. *Pulveris è Chelis Cancrorum simplicis, Lapidis Contrayervæ, singulorum drachmam semis, Antimonii diaphoretici, Coccinellæ, Salis Absirthii, singulorum scrupulos duos, Aquæ Lactis alexiteriæ tres uncias, Aquæ Bryoniæ compositæ unciam unam, Sacchari albi quantitatem sufficientem ad gratum saporem; misceantur, & fiat Julapium attenuans ; de quo capiat unum Cochleare largum horis tertiis, absente Febre, & Phialâ prius agitatâ, superbibendo Haustum seri Lactis cum Vino Canariensi præparati.*

℞. *Spermatis Ceti scrupulos duos, Olei Amygdalarum dulcium unciam unam, Olei Juniperi chymici guttas*

*octo , Syrupi de Altheâ , Syrupi Dia-
codii , singulorum semunciam , & fiat
secundum artem* Mistura *emolliens ,
&* anodyna, *cujus immediate capiat
semunciam ; & sextis vel octavis horis , si opus fuerit , repetatur Dosis.*

§. 334. Le Vendredi suivant, son
mari qui vint me rendre compte
de sa situation, m'apprit qu'elle
étoit beaucoup meilleure. Je lui
conseillai de lui faire continuer
l'usage du second Julep que je lui
avois prescrit pour le temps qu'elle
seroit sans fievre, & d'avoir une
phiole d'esprit de Nitre dulcifié
pour en faire prendre à sa femme
environ vingt gouttes à la fois
dans un verre de Bierre, de temps
à autre , & sans aucun autre reméde elle se débarrassa en très-peu de
temps de sa fievre & de ses douleurs.

OBSERVATION XVI.

§. 335. Le Lundi 9 Août 1731.
on vint me chercher du grand matin, pour aller voir M. Finch de
Little Braxſted, dans le Comté
d'Eſſex, âgé d'environ vingt-huit
ans. Il avoit été pris de mal l'a-
près-midi du Mercredi précédent,
par des friſſons & des tremblemens
qui furent ſuivis de chaleur, d'altération, & de quelques autres
ſymptômes de fievre. La fievre
avoit toujours continué depuis ce
temps là : mais elle avoit eu quelques intermiſſions pendant leſquel-
les le malade avoit été plus tranquille. Le Samedi précédent il
avoit rendu par la bouche un vers
aſſez long, ſans vomir. Il ſe plaignoit d'étourdiſſemens & de vertiges, de grandes douleurs dans
l'eſtomac & dans les inteſtins,
mais quelquefois entr'autres très-

violentes dans l'eſtomac : il avoit le pouls vîte & foible parce qu'alors la fievre étoit tombée : ſes urines étoient hautes en couleur, mais elles ne dépoſoient jamais aucun ſédiment ; on me dit encore que, ce même matin là, il avoit eu une eſpéce de dévoyement, & qu'il vomiſſoit tout ce qu'on lui donnoit. Le Samedi précédent, après qu'il eut rendu le vers, on l'avoit fait vomir avec l'Ipécacuanha. Je lui ordonnai ce qui ſuit.

℞. *Antimonii diaphoretici, Lapidis Contrayervæ, Florum Sulphuris ſingulorum grana ſeptem, Muſci Corallini præparati, Florum Chamæmeli, ſingulorum grana quinque, Caſtorei Ruſſiæ grana duo, Syrupi Balſamici quantitatem ſufficientem ; miſceantur, & fiat Bolus immediate ſumendus, & horis quartis repetendus, ſuperbibendo Cochlearia duo Julæpii ſequentis, de quo etiam bibat duo Cochlea-*

ria in omni ægritudine Ventriculi.

℞. *Salis Absinthii grana triginta,
Salis Succini volatilis grana decem,
Aquæ Lactis alexiteriæ quatuor uncias, Aquæ Menthæ uncias duas &
semis, Aquæ Bryoniæ compositæ sescumciam, Spiritus Nitri dulcis guttas quadraginta ; misceantur, & fiat*
Julapium.

*Emplastra Epispastica Brachiis in-
ternis infra cubitos applicentur.*

§. 336. Le même jour, sur le
soir, ou m'envoya dire que ces
remédes lui faisoient fort bien, &
qu'il alloit mieux.

§. 337. Le lendemain, je retournai le voir. Je trouvai que ses
douleurs, son vomissement, son
mal d'estomac, ses étourdissemens
& ses vertiges étoient passés, qu'il
avoit assez bien dormi & un peu
sué pendant la nuit ; enfin , que sa

fievre étoit beaucoup tombée. Je lui fis continuer l'usage du bol, & lui en fis prendre quatre de suite de six heures en six heures.

§. 338. Le Mercredi 11, je fus le voir pour la troisiéme fois. Il me dit qu'il avoit eu une longue intermission, surquoi je lui ordonnai ce qui suit.

℞. *Corticis Peruvianæ unciam u-nam, Corticis Cinnamomi scrupulos duos, Florum Chamæmeli scrupulum unum; misceantur & fiat Pulvis; cui adde Aquæ Lactis alexiteriæ, Vini albi montani, singulorum uncias octo, Salis Absinthii scrupulum unum, & fiat Mistura febrifuga; cujus capiat uncias duas secundis horis, absente Febre, & Vase prius agitato.*

℞. *Salis Absinthii grana quindecim, Salis Succini volatilis grana quinque, Aquæ Lactis alexiteriæ duas uncias & semis, Aquæ Bryoniæ com-*

*positæ unciam unam, Aquæ Cinnamo-
mi fortis femunciam, Spiritus Nitri
dulcis guttas viginti ; misceantur,
& fiat* Julapium cardiacum ; *de
quo capiat* Cochlearia *duo in languoribus.*

§. 339. L'ufage de ces remédes
le rapella en très-peu de temps à
une parfaite fanté.

OBSERVATION XVII.

§. 340. Le 20 Avril 1732. M.
Ollcok's, me fit confulter fur la
maladie d'une petite fille qu'il
avoit, âgée de quatorze mois. Elle
étoit attaquée d'une fievre intermittente dont les accès revenoient
régulierement tous les jours. Elle
avoit de plus une toux très-violente. Je luis prefcrivis les remédes
fuivans dont l'ufage la débarraffa
bien-tôt de fa fievre, & de fa
toux fort peu de temps après.

℞. *Pulveris è Chelis Cancrorum simplicis grana quindecim, Antimonii diaphoretici grana decem, Musci Corallini præparati, Salis Absinthii singulorum grana quatuor, Aquæ Lacris alexiteriæ sescunciam, Syrupi è Succo Limonum, Syrupi Balsamici, singulorum drachmas duas, & fiat Mistura attenuans; cujus capiat Cochleare semis, tertiis vel quartis horis, & præsente, vel absente Febre, Phialâ prius agitatâ.*

℞. *Syrupi Violarum semunciam, Sacchari Candi albi pulverati drachmam unam, Olei Amygdalarum dulcium drachmas tres, & fiat Mistura pectoralis; de qua capiat aliquantillum subindè Tussi urgente.*

℞. *Camphoræ, Cinnabaris Nativi, singulorum grana quinque, Thuris drachmam unam, Olei Absinthii guttas duas; misceantur secundum artem, & fiat* Emplaftrum, *fuper alutam extendatur, & fcrobulo cordis applicetur.*

OBSERVATION XVIII.

§. 341. Le Mardi 27 Juin 1732. on me manda pour aller voir M. Richard Goodman, c'étoit un jeune homme de dix-fept ans, qui avoit la fievre. J'appris chez lui que le Jeudi précédent fur les cinq heures du matin, il avoit été pris de friffons & de tremblemens qui avoient duré jufque vers midi. A ces friffons fuccéda la fievre chaude qui dura jufqu'au foir, & fut fuivie d'une grande fueur ; cependant il ne put dormir pendant toute la nuit.

§. 342. Le Vendredi 23 Juin fur les huit heures du matin, il fut pris de nouveau, de friffons & dē tremblemens qui le pourfuivirent jufqu'à une heure après-midi, mais avec un peu moins de violence que le jour précédent ; la fievre chaude succéda encore de même aux frissons, mais les sueurs qui la suivirent furent un peu plus modérées que la nuit précédente. Ses urines étoient hautes en couleur, & déposoient un sédiment copieux d'une couleur vive. Chaque accès de fievre étoit toujours accompagné de toux.

§. 343. Le Samedi 24 Juin sur les huit heures du matin, le frisson le reprit & dura jusqu'à deux heures, la fievre chaude qui le suivit fut alors accompagnée d'un point de côté, & cette fievre ne le quitta pas comme elle avoit fait dans les accès précédens, elle dura au contraire pendant toute la nuit.

§. 344. Le Dimanche suivant, sur les dix-heures du matin on lui tira huit à neuf onces de sang du bras ; l'après-midi il voulut monter à cheval pour se rendre de Malden où il étoit en apprentiſſage, chez ſa mere qui demeuroit environ à cinq quarts de lieues delà, mais il n'en put ſoutenir la fatigue, ce qui l'obligea de retourner ſur ſes pas aprés environ un demi-quart de lieue de chemin. Il eut une fievre très-volente pendant toute la nuit ſuivante.

§. 345. Le Lundi matin, il fut à la ſelle, & il fit un nouvel effort avant midi pour ſe rendre chez ſa mere, où il n'arriva qu'avec beaucoup de peine & après trois heures de fatigue. La fievre le mena très-rudement tout ce jour là & la nuit ſuivante, juſqu'au Mardi que je le vis pour la premiere fois. Je lui trouvai alors la peau toute en feu, le pouls vîte, mais pas beaucoup plus fort que dans l'état de ſanté. Sa langue étoit très-rouge & fort ſéche dans toute ſon étendue, elle étoit recouverte de chaque côté, dans preſque toute ſa largeur, d'une

croute blanche & jaunâtre. Il touffoit encore, mais fans rien cracher,
fes urines qui d'abord avoient été
hautes en couleur & qui avoient dé-
pofé un fédiment copieux, étoient
devenues d'une couleur foncée, &
ne dépofoient plus rien. Il avoit
une envie de dormir infurmonta-
ble & avoit toujours été de même
depuis le jour précédent. Il étoit
fouvent pris de tremblemens, particulierement lorfqu'il fommeil-
loit, il venoit de faigner du nés
peu de temps avant que j'arrivâs
chez lui. Je lui ordonnai ce qui
fuit.

℞. *Antimonii diaphoretici, Florum
Sulphuris, Florum Chamæmeli, Coccinellæ, fingulorum grana quinque,
Croci grana tria, Confervæ Rofarum
Rubrarum fcrupulum unum, Syrupi
de Althæâ quantitatem fufficientem;
mifceantur, & fiat Bolus fextis horis
fumendus, fuperbibendo Hauftum feri*

Lactis cum Vino albo præparati.
Mitte Bolos quatuor.

℞. *Salis Absinthii scrupulum unum,*
Salis Succini volatilis grana octo,
Aquæ Lactis alexiteriæ tres uncias,
Aquæ Bryoniæ compositæ drachmas
sex, Syrupi Balsamici drachmas duas,
Spiritus Nitri dulcis guttas triginta;
misceantur, & fiat Julapium attenuans; *cujus capiat unciam unam ho-*
ris sextis, temporibus intermediis.
Emplastra Epispastica *Brachiis in-*
ternis *infra Cubitos applicentur.*

℞. *Salis Prunellæ pulveratæ drach-*
mam unam, Syrupi de Althæâ, Sy-
rupi de Moris, singulorum unciam
unam, & fiat Mistura, *de quâ Co-*
chleare semis subindè in ore teneatur
donec Saliva abundaverit, dein expue-
tur.

§. 346. Je retournai le voir le
lendemain vers midi. J'appris qu'il

avoit paſſé la plus grande partie de la nuit ſans repoſer, mais qu'il avoit bien dormi le matin. Sa fievre étoit un peu tombée, ſa langue étoit plus moite & ſon pouls n'étoit plus auſſi vîte ni auſſi fort qu'il l'avoit été; ſon altération étoit auſſi un peu diminuée, mais la toux l'incommodoit encore beaucoup. Je lui fis recommencer le bol que je lui avois ordonné la veille, & en même quantité; je lui fis encore continuer l'uſage de ſon Julep dans les mêmes formes, auquel j'ajoutai le Look ſuivant.

℞. *Conſervæ Roſarum rubrarum ſemunciam, Syrupi Baccarum Sambuci unciam unam, Olei Amygdalarum dulcium ſemunciam, Olei Sulphuris per campanam tot guttas quot ſufficiant ad moderatam aciditatem; miſceantur ſecundum artem, & fiat Linctus pectoralis; de quo ſubindè capiat aliquantillum, præcipuè Tuſſi urgente.* §. 347.

§. 347. Le Jeudi fuivant, je retournai encore le voir, fa fievre l'avoit quitté, furquoi je lui ordonnai les pourdres fuivantes.

℞. *Radicis Serpentariæ Virginianæ, Antimonii diaphoretici, Coccinellæ, fingulorum fcrupulum unum ; mifceantur, & fiat Pulvis febrifugus fubtilis, in tres Partes æquales dividendus, quarum horis quartis, abfente Febre, capiat unam cum uno Cochleari Vini albi faccharo edulcorati miftam, fuperbibendo Hauftum feri Lactis cum Vino albo præparati, vel Hauftum Pfeudo-Theæ cum Radice Bardanæ majoris præparatæ.*

§. 348. Par cette méthode & au moyen de ces remédes, il fe rétablit bien-tôt en parfaite fanté.

OBSERVATION XIX.

§. 349. Le Samedi 16 Juin 1733.

Tome II. F

on m'envoya chercher pour aller voir Mr. Thomas Cornock, âgé d'environ seize ans. Il y avoit déja quelque temps qu'il étoit fort incommodé de la toux, & qu'il trainoit une fievre quotidienne qui lui avoit entierement détruit l'appétit malgré tous les remédes qu'il avoit pû prendre. Je lui prescrivis ce qui suit.

℞. *Conservæ Fructum Cynosbati, Florum Sulphuris, singulorum drachmas duas, Salis Prunellæ grana decem, Mellis tres uncias, Olei Amygdalarum dulcium semunciam, & fiat* Mistura pectoralis ; *cujus capiat drachmam unam alternis horis.*

℞. *Aquæ Cinnamomi hordeatæ, Gas Sulphuris singulorum sescunciam, Syrupi Balsamici unciam unam, & fiat* Julapium attenuans ; *de quo capiat unum Cochleare largum omni Quadrihorio superbibendo* Haustum *Pseudo-*

*Theæ cum Radice Bardanæ majoris,
vel cum Radice Altheæ præparatæ.*

§. 350. Le Jeudi fuivant 21 du
même mois, il vint me voir, &
me dit qu'il avoit exactement fui-
vi mon Ordonnance, que les remédes que je lui avoit prefcrits lui
avoient fort bien fait, que fes cha-
leurs fébriles & fon altération
étoient paffées, que fa toux l'incommodoit moins & qu'il avoit
meilleur appétit. Je lui fis continuer l'ufage de la potion pectorale
à laquelle j'ajoutai ce qui fuit.

℞. *Balfami Capivi drachmas duas,
diffolvatur cum Vitelli recentis Ovi
drachmis fex, dein adde Syrupi Balfamici unciam unam Vini Renani fex uncias, & fiat Miftura balfamica ; de
quâ capiat unum Cochleare largum
Vefperi, & Mane.*

§. 351. Le Mardi fuivant 26

Juin, il vint me voir une seconde fois, & m'apprit qu'il continuoit toujours de mieux en mieux, sur-quoi je lui prescrivis seulement ce qui suit, dont l'usage lui rendit en très-peu de temps sa premiere santé.

Repetatur Mistura pectoralis die Junii decimo sexto prescripta, de quâ subinde capiat aliquantillum.

℞. *Balsami Capivi drachmas duas, dissolvetur cum Vitelli recentis Ovi drachmis sex, dein adde Mellis unciam unam, Vini albi sex uncias, & fiat* Mistura balsamica; *cujus capiat unum Cochleare largum Vesperi, &, Mane.*

OBSERVATION XX.

§. 352. Le Jeudi 23 Mai 1734. Madame M----S----. âgée d'environ vingt-sept ans, fut attaquée dans l'après-midi de mal de dents

& d'une douleur au visage accompagnée d'un grand feu & d'une grande altération, elle passa la nuit suivante dans un grand feu sans pouvoir reposer, & toujours fort altérée.

§. 353. Le lendemain cette douleur étoit augmentée à un tel point, qu'elle ne pouvoit, pour ainsi dire, rien mettre dans sa bouche, ni même parler parce que le moindre mouvement étoit pour elle un surcroît de douleur. Le matin elle n'étoit que médiocrement altérée & elle paroissoit avoir quelque dispotion à manger si elle eût pû souffrir quelque chose dans sa bouche. Elle passa l'après-midi avec un peu de fievre dans un grand feu & fort altérée. Elle se trouva mieux pendant la nuit, mais elle ne dormit cependant point bien.

§. 354. Le Samedi, 25 du même mois, elle passa la matinée sans beaucoup de chaleur, & sans

être trop altérée, mais son visage
étoit beaucoup gonflé. La fievre
la reprit l'après-midi avec une nouvelle violence, & son visage de-
vint extrêmément douloureux. Ce
fut alors qu'elle me consulta, je
lui prescrivis les Remédes suivans
pendant l'usage desquels je lui
conseillai de boire beaucoup de
petit Cidre.

℞. *Antimonii diaphoretici, Salis
Absinthii, singulorum grana triginta, Lapidis Contrayervæ scrupulum
unum, Aquæ Lactis alexiteriæ duas
uncias, Aquæ Menthæ sescunciam,
Syrupi è succo Limonum, Syrupi Balsamici singulorum drachmas duas,
Spiritus Nitri dulcis guttas triginta,
& fiat Julapium attenuans; cujus
capiat unciam unam tertiis horis præsente, vel absente Febre, Phialâ prius
agitatâ.*

℞. *Olei Rosarum drachmas sex.,*

Aceti drachmas duas ; mifceantur pro Linimento *, quo pars affecta horâ unâ ante fomnum inungatur.*

℞. *Aquæ puræ, Aceti, fingulorum fefcunciam, Mellis unciam unam ; mifceantur pro* Gargarifmo *fubinde utendo.*

§. 355. Elle paffa la nuit fuivante dans un grand feu & fort altérée ; mais elle ne fua pas beaucoup.

§. 356. Le lendemain 26, elle paffa une meilleure après-midi. Je lui confeillai de continuer fon Julep : au moyen de ces Remédes, elle fut de mieux en mieux, elle fe débarraffa de fa fievre, fon vifage fe défenfla, & ne lui fit plus aucune douleur ; enfin, elle reprit un fort bon appétit jufqu'au Samedi fuivant premier Juin. Ce jour là elle fentit à fon réveil une grande péfanteur dans la tête accompagnée d'une douleur si vive qu'elle eut beaucoup de peine à se lever & à s'habiller, alors elle se sentit saisie d'un si grand froid qu'elle fut obligée de se remettre tout de suite au lit. Vers les deux heures après-midi elle fut prise d'une grande chaleur, accompagnée d'une soif intarissable. Elle se plaignoit en outre, d'une grande douleur à la tête & au dos, & avoit la gorge fort embarrassée. Je lui fis recommencer le Julep que je lui avois prescrit le 25 du mois précédent & lui ordonnai ce qui suit.

℞. *Antimonii diaphoretici, Salis Absinthii, Salis Prunellæ, Coccinellæ, singulorum scrupulum unum, Aquæ Pulegii duas uncias, Aquæ Menthæ sescunciam, Syrupi è succo Limonum, Syrupi Balsamici singulorum drachmas duas, Spiritus Nitri dulcis guttas viginti; misceantur, & fiat*

fiat Julapium attenuans ; de quo capiat unciam unam quartis horis, præsente, vel absente Febre, Phialâ prius agitatâ.

℞. *Spiritus Nitri dulcis drachmas duas, cujus subinde capiat guttas septem, vel octo in Haustu Liquoris cujuslibet.*

§. 357. Elle passa la nuit suivante sans reposer du tout, & la fievre ne la quitta point quoiqu'elle fût beaucoup diminuée : le lendemain, je lui conseillai de recommencer son Julep comme je lui avois prescrit auparavant.

§. 358. J'appris le Lundi que pendant la nuit elle avoit dormi par intervalles, qu'elle avoit passé cette matinée sans fievre , mais qu'elle en avoit senti quelques symptômes l'après-midi. Je lui fis encore continuer l'usage de son Julep tel que je le lui avois ordonné le Samedi précédent.

§. 359. Les après-midi du Mardi & du Mercredi suivans, elle eut encore quelques petits retours de fievre, après quoi elle n'en sentit plus aucuns symptômes. Elle a pris pendant le cours de cette maladie quatre phioles de Julep, dont je lui avois ordonné de prendre deux ou trois fois par jour une ceuillerée ou une ceuillerée & demie à la fois.

§. 360. Ainsi avec quatre doses de cette forte de Julep, elle s'est débarrassée de ce retour de fievre sans faire aucun usage du Quinquina. Elle a beaucoup bû de petit Cidre pendant le cours de ses deux maladies. Elle a aussi pris, de temps à autres, sept à huit gouttes d'esprit de Nitre dulcifié dans un verre de Thé. Le Mardi 4 Juin ses régles parurent à leur ordinaire & ont fort bien été. Elle a toujours joui d'une parfaite santé depuis ce temps là.

OBSERVATION XXI.

§. 361. Le Jeudi 23 Mai 1734. on vint me chercher pour aller voir Madame J---- P----. C'étoit une veuve âgée de quarante six ans, qui étoit attaquée de consomption, & beaucoup incommodée de la toux depuis plusieurs années, elle me dit que depuis huit mois ses régles ne gardoient plus aucun période, quelquefois elles reparoissoient des le bout de trois semaines, quelquefois elle étoit plus d'un mois sans les avoir, elle avoit même été jusqu'à six semaines, mais cette fois là, elle fut prise au bout de trois semaines d'un crachement de sang qui lui dura trois jours de suite, pendant lesquels elle rejetta beaucoup de sang. Il y avoit encore six semaines qu'elle ne les avoit eues lorsque je la vis, & il y avoit environ trois femaines qu'elle avoit craché beaucoup de fang pendant trois jours comme la premiere fois. Elle me dit auffi que depuis quelques femaines elle étoit attaquée d'une fievre Intermittente, dont les accès l'avoient reprife régulierement tous les jours pendant quelque temps, mais que depuis peu ils ne la prenoient que la nuit; que fes urines étoient hautes en couleur, & qu'en quelque temps que ce fût, elle n'avoit pour ainfi dire point d'apétit. Enfin elle fe plaignoit que le Jeudi de la femaine précédente il lui étoit furvenu une grande douleur dans l'eftomac & dans les inteftins ce qui la tourmentoit continuellement depuis, tantôt plus, tantôt moins, mais qui étoit quelquefois très-aigue. Elle me dit à cette occafion, que fur l'avis de quelques perfonnes de fa connoiffance elle avoit fait ufage de quelques eaux ſpiritueuſes & autres ingrédiens chauds qui ne lui avoient apporté aucun ſoulagement. Je lui preſcrivis ce qui ſuit.

℞. *Antimonii diaphoretici , Salis Abſinthii , Coccinellæ , ſingulorum ſcrupulos duos, Aquæ Lactis alexiteriæ uncias quatuor , Aquæ Pulegii tres uncias, Syrupi è ſucco Limonum, Syrupi Balſamici , ſingulorum unciam unam, Spiritus Nitri dulcis guttas quadraginta , & fiat* Miſtura *attenuans ; cujus capiat unciam unam omni Trihorio, abſente Febre , & Phialâ prius agitatâ , ſuperbibendo uncias tres, vel quatuor Pſeudo Theæ cum Radice* Bardanæ *majoris præparatæ.*

§. 362. Le 26 Mai que je retournai la voir, elle me dit que ſes douleurs avoient diminué auſſitôt qu'elle avoit commencé à prendre de ce qui étoit porté dans

mon Ordonnance, que son estomac & ses boyaux ne la gênoient
plus ; que la fievre l'avoit en quelque façon quittée, & que ses urines reprenoient leur couleur na-
rurelle ; mais elle se plaignoit que
ce reméde la purgeoit beaucoup,
& qu'elle étoit obligée d'aller
cinq ou six fois par jour à la selle,
je lui en fis néanmoins continuer
l'usage : mais comme elle se plaignoit d'un si grand relâchement,
je lui dis de n'en prendre qu'une
dose le matin & une autre le soir.

§. 363. Le Mercredi 5 du mois
suivant, elle vint me trouver &
me dit que la nuit du Samedi précédent elle avoit eu un nouvel
accès de fievre qui l'avoit quittée
avant six heures du matin ; que le
Dimanche matin sur les sept heures elle avoit pris la derniere dose
de la seconde prise de son mélange ; que sur les dix heures ses régles avoient paru, & que cette

fois elles avoient été plus copieufes qu'à· l'ordinaire. Elle me dit
encore que depuis la nuit du Samedi précédent , elle ne s'étoit
apperçue d'aucun fymptôme de
fievre, mais elle fe plaignoit d'un
fentiment de foibleffe dans l'eftomac, & de n'avoir aucun appétit,
furquoi je lui ordonnai ce qui fuit.

℞. *Radicis Gentianæ , Seminum
Anifi , Coccinellæ, fingulorum fcrupulos duos , Salis Prunellæ , Camphoræ , fingulorum grana triginta ,
Gummi Ammoniaci drachmam unam,
Extraĉti Gentianæ quantitatem fufficientem ; mifceantur , & fiant* Pilulæ
attenuantes, *& corroborantes , numero quadraginta & oĉto ; quarum
capiat quatuor bis in die , fuperbibendo Hauftum Pfeudo-Theæ cum Radice* Bardanæ majoris *præparatæ.*

§. 364. Le 16 Juin elle me dit
qu'elle alloit beaucoup mieux &
G iiij

qu'elle prenoit alors une seconde dose de ses pilules.

§. 365. Le Mercredi 19 Juin, elle me dit qu'elle avoit fini la veille la seconde dose de ses pilules, qu'elle se portoit parfaitement bien, qu'elle ne sentoit plus rien à son estomac & qu'elle avoit très-bon appétit.

§. 366. Le 10 Septembre de la même année 1734. Elle vint me consulter sur quelque dérangement de son estomac, & me dit, que depuis qu'elle avoit pris ce que je lui avois ordonné le mois de Mai précédent, elle n'avoit eu aucun crachement de sang, & que ses régles étoient toujours revenues à leur ordinaire.

OBSERVATION XXII.

§. 367. Le Vendredi 7 Juin 1734. sur l'après-midi on vint me prier d'aller voir Mr. S-----. âgé d'environ soixante - six ans. Il y avoit dix ans qu'il étoit continuellement altéré, & qu'il buvoit tous les jours quantité de petite Bierre pour étancher sa soif, il y avoit quelques mois qu'il étoit attaqué d'une oppreſſion de poitrine, pour me-ſervir de ſes termes, & qu'il avoit une eſpéce de courte haleine dont il étoit quelquefois plus, quelquefois moins incommodé ; il me dit de plus que depuis environ un an il avoit entierement perdu l'appétit.

§. 368. Le 31 Mai, c'eſt-à-dire, huit jours auparavant, environ les ſix heures du ſoir, il s'étoit ſentit pris d'un grand froid qui avoit été ſuivi de chaleur & d'altération. Cette fievre ſe déclara Intermittente quotidienne accompagnée d'une grande difficulté de reſpirer, & quelquefois d'une douleur piquante qu'il ſentoit antérieurement depuis l'épaule gauche jufque fous la mamelle du même côté. Il alloit affez bien à la felle. Son fommeil étoit ordinairement interrompu. On l'avoit faigné la veille & on lui avoit tiré fept onces de fang.

On me dit de plus qu'il avoit fort bien dormi la nuit précédente & même toute la matinée jufque vers midi, & que pendant fon fommeil, il lui étoit furvenu des mouvemens convulfifs en diverfes parties de fon corps; qu'à chaque fois qu'il s'étoit éveillé il avoit parlé comme un homme en délire, qu'il avoit été dans un grand feu & fort altéré pendant toute la matinée, mais qu'il en étoit moins incommodé cette après-midi, & qu'il n'avoit point été à la felle de la journée. Son pouls étoit plus vîte & un peu plus fort que dans l'état de fanté, & battoit de la même maniere que s'il fe fût fait un efpéce de dégorgement entre chaque pulsation. Sa langue étoit assez moite mais fort chargée, ses urines reffembloient à du vin de Canarie & dépofoient un fédiment léger & blanchâtre qui étoit beaucoup plus élevé vers un des côtés du gobelet que vers l'autre. Il ne fe trouvoit pas alors fort incommodé de la toux, mais il avoit beaucoup de peine à refpirer, il avoit auffi quelquefois mal à l'eftomac, & de grandes envies de vomir. Je lui prefcrivis ce qui fuit.

℞. *Antimonii diaphoretici grana decem, Coccinellæ grana quinque, Salis fuccini volatilis, Camphoræ, fingulorum grana tria. Salis Prunellæ, Croci, fingulorum grana duo, Syrupi Balfamici quantitatem fufficientem; mifceantur, & fiat* Bolus *inaurandus, & horis fextis fumendus, fuperbibendo Hauftum Liquoris cujuflibet, & fextis horis, temporibus autem intermediis bibat Hauftulum fequentem.*

℞. *Salis Absinthii grana septem , Salis Prunellæ grana tria , Aquæ Pulegii unciam unam , Aquæ Menthæ drachmas sex , Syrupi è succo Limonum , Syrupi Balsamici , singulorum drachmam unam , Spiritus Nitri dulcis guttas decem; misceantur , & fiat* Haustulus attenuans.

§. 369. Je retournai le voir le lendemain sur les onze heures du matin, on me dit qu'il avoit fort bien dormi la nuit précédente, & qu'il n'avoit point eu ces insomnies extraordinaires qui l'avoient poursuivi la veille jusque vers midi; qu'il n'avoit point eu non plus de ces mouvemens convulsifs dont il avoit été travaillé la nuit précédente; que sa douleur étoit passée ; qu'il avoit été pendant toute la nuit dans une espéce de moiteur qui duroit encore ; que son altération n'étoit plus si grande ; mais que la veille , & même jusqu'alors, il n'avoit point

du tout été à la felle : je lui trouvai le pouls meilleur & la refpiration plus aifée, il avoit pris trois
bols, & trois fois de fa potion.
Je lui prefcrivis les remédes fuivans.

℞. *Antimonii diaphoretici grana
decem, Salis fuccini volatilis, Coccinellæ, fingulorum grana quinque,
Camphoræ grana tria, Croci grana
duo, Syrupi Balfamici quantitatem
fufficientem; mifceantur, & fiat* Bo-
*lus inaurandus, & horis fextis fumen-
dus, fuperbibendo Hauftum Liquoris
cujuflibet & fextis horis, temporibus
intermediis bibat Hauftulum fequentem.*

℞. *Salis Abfinthii, Salis Prunellæ, fingulorum grana quinque, Coccinellæ grana tria, Aquæ Pulegii
unciam unam, Aquæ Menthæ drachmas fex, Syrupi è fucco Limonum,
Syrupi Balfamici, fingulorum drach-*

mam unam , Spiritus Nitri dulcis guttas decem ; misceantur , & fiat Hanstulus attenuans.

§. 370. J'y retournai le même jour sur les sept heures du soir, il s'étoit trouvé dans un plus grand feu & plus altéré pendant l'après-midi ; mais pendant tout ce temps là il avoit sué un peu & avoit dormi quelques pauses. Il s'étoit encore plaint de temps à autre d'une douleur piquante & passagere pendant l'inspiration. Son pouls étoit un peu plus vîte & plus fort qu'il ne l'étoit le matin , ses urines étoient aussi plus pâles & déposoient un petit sédiment blanchâtre & léger. Mais son ventre ne s'étoit point encore relaché. Je lui prescrivis ce qui suit.

℞. *Aluminis pulverati semunciam, Mellis ad spissitudinem debitam cocti quantitatem sufficientem ; misceantur,*

& fiant Suppofitoria *duo quorum*
unum Oleo illitum indatur ad Alvum
follicitandam.

℞. *Antimonii diaphoretici grana*
decem, Salis Succini volatilis grana
tria, Salis Abfinthii, Salis Prunellæ,
fingulorum grana quinque, Aquæ
Lactis alexiteriæ unciam unam, Aquæ
Cinnamomi hordeatæ fex drachmas,
Syrupi è fucco Limonum, Syrupi
Balfamici, fingulorum drachmam
unam, Spiritus Nitri dulcis guttas
decem; mifceantur, & fiat Hauftulus *attenuans, fextis horis bibendus.*

§. 371. J'y retournai le lendemain fur les dix heures du matin.
On me dit que vers minuit on lui
avoit mis un des fuppofitoires qui
lui avoit procuré une felle environ
une heure après, que depuis ce
temps là il s'étoit trouvé plus frais,
plus tranquille, qu'il avoit fort
bien dormi & refpiré fort à fon

aife, & que fur les fept heures du matin, il étoit retourné une feconde fois à la felle. Il avoit pris deux potions, fçavoir une de celles que je lui avois prefcrit le foir, & une autre de celles que je lui avois prefcrit le matin du jour précédent. Il avoit paffé toute la nuit dans une légere moiteur. Son pouls étoit alors tranquille & régulier. Il n'étoit incommodé ni de la chaleur ni de la foif. La veille il avoit eu, de temps à autre, la refpiration gênée, mais tout cela étoit paffé depuis deux heures du matin. Ses urines étoient de couleur de vin de Canarie & dépofoient une efpéce de nubicule vers le fond, fon eftomac alloit un peu mieux & il avoit mangé une petite foupe de bouillon de mouton. Je lui ordonnai de continuer l'ufage des potions précédentes auxquelles j'ajoutai ce qui fuit,

℞. Camphoræ

℞. *Camphoræ pulveratæ*, *Florum Sulphuris*, *singulorum drachmam unam*, *Salis Nitri drachmas duas*, *Corticis Aurantiorum acidorum*, *Conservæ Rutæ*, *singulorum drachmas sex*, *Aceti optimi quantitatem sufficientem contundantur in Mortario*, *& fiat secundum artem Massa Cataplasmatis*; *cujus semuncia super Pannos linteos duplicatos extendatur*, *& tepidè Carpis applicetur*, *& horis quartis renovetur Applicatio*.

℞. *Spiritus Vini Camphorati*, *Spiritus Lavendulæ compositi*, *Aquæ Hungaricæ*, *Aceti acerrimi*, *singulorum drachmam unam*, *& misceantur pro Fotu cephalico*; *quo tempora*, *& nares subindè foveantur*.

§. 372. J'y retournai sur les sept heures du soir, on me dit qu'il avoit été pour la troisiéme fois à la selle sur les onze heures du matin, qu'à son dîner il avoit mangé

Tome II.   H

deux ou trois bouchées de veau, & bû environ une demi-pinte de petite Bierre ; & que le soir, il avoit soupé avec un peu de pain & de beurre, & une pinte de petite Bierre & d'aile. Je le trouvai plus en feu que le matin, son pouls étoit aussi un peu plus vîte & plus fort : Il avoit la respiration plus vîte & plus gênée & ses urines étoient aussi plus pâles. Je lui ordonnai ce qui suit.

℞. *Antimonii diaphoretici grana decem, Salis Absinthii grana septem, Salis Succini volatilis grana tria, Coccinellæ grana quinque, Aquæ Lactis alexiteriæ unciam unam, Aquæ Cinnamomi tenuis drachmas sex, Syrupi è succo Limonum, Syrupi Balsamici, singulorum drachmam unam, Spiritus Nitri dulcis guttas duodecim; misceantur, & fiat Haustulus sextis horis bibendus.*

§. 373. Le Lundi 10 Juin, je re-

tournai le voir dans l'après-midi.
On me dit que la fievre s'étoit
beaucoup calmée la nuit précédente, & qu'elle l'avoit tout a fait
quitté avant quatre heures du matin ; qu'il avoit fort bien dormi
fans fuer ; qu'il étoit tout a fait dé-
barraffé des douleurs dont il fe plaignoit auparavant, & de ces mouvemens convulfifs qui lui gênoient
la refpiration ; il étoit allé deux
fois à la felle depuis ma derniere
vifite. Je lui trouvai la peau plus
fraiche que chaude, fon pouls
étoit d'une vîteffe & d'une force
modérée, mais un peu irrégulier
quand au temps & à la force &
quelquefois intermittent. Je re-
marquai de plus quelques foubre-
faults dans les tendons. Il avoit la
langue nette & affez moite. Ses
urines étoient de couleur de vin
de Canarie & dépofoient un petit
fédiment blanc & léger; il avo t
la refpiration un peu gênée quoi-

qu'il n'eût point de fievre ; il avoit pris trois fois de sa potion depuis les huit heures du soir précédent. Je lui ordonnai ce qui suit.

℞. *Antimonii diaphoretici grana decem, Salis Absinthii, Salis Succini volatilis, singulorum grana quinque, Coccinellæ grana tria, Croci grana duo, Aquæ Pulegii unciam unam, Aquæ Cinnamomi tenuis drachmas sex, Syrupi è succo Limonum, Syrupi Balsamici, singulorum drachmam unam, Spiritus Nitri dulcis guttas viginti ; misceantur, & fiat Haustulus attenuans, omni Quadrihorio bibendus.*

§. 374. J'y retournai sur les sept heures du soir, j'appris qu'il avoit passé toute cette journée sans fievre, sa langue étoit propre & assez moite, son pouls étoit plus égal, plus fort & plus régulier, il étoit dans une chaleur tempérée, ses urines n'avoient point changé depuis le matin. Sa respiration étoit un peu accélérée & gênée, je lui fis continuer l'usage de ce que je lui avois ordonné le matin.

§. 375. J'y retournai le Mardi 11 Juin environ sur les onze heures du matin; on me dit, que le soir précédent, la fievre l'avoit repris vers les neuf heures du soir, & qu'elle ne l'avoit quitté que sur les quatre heures du matin; qu'il avoit été fort agité & que sur les deux heures du matin, il avoit eu grand mal à l'estomac pendant plus d'une demie-heure, & qu'il avoit été quatre fois à la selle depuis que je ne l'avois vû. Je lui trouvai le pouls d'une force & d'une vitesse modérée & un peu intermittent. Il n'étoit plus dans un si grand feu, sa langue étoit nette & assez moite. Il respiroit avec plus de facilité que le jour précédent, ses urines étoient plus pâles

& déposoient un petit sédiment blanchâtre & léger. Je lui ordonnai ce qui suit.

℞. *Antimonii diaphoretici grana decem, Millepedarum præparatarum, Salis Absinthii, Coccinellæ, singulorum grana quinque, Croci grana tria, Aquæ Cinnamomi tenuis unciam unam, Aquæ Menthæ sex drachmas, Syrupi Balsamici, Syrupi è succo Limonum, singulorum drachmam unam, Spiritus Nitri dulcis guttas decem; misceantur, & fiat* Hauftulus *attenuans, horis quartis bibendus.*

℞. *Salis Absinthii scrupulum unum, Aquæ Cinnamomi tenuis, Aquæ Cinnamomi fortis, singulorum sescunciam, Succi Limonum, Syrupi Balsamici, singulorum semunciam, & fiat* Miftura *stomachica, de quâ capiat unum Cochleare in omni ægritudine Ventriculi.*

§. 376. J'y retournai sur les sept

heures du foir. On me dit qu'il avoit fort bien paſſé la journée; qu'à ſon dîner, il avoit mangé un peu de Maquereau & de Poulet. Après quoi il avoit bû un verre de vin, & que tout cela lui avoit fort bien fait. Je le trouvai de bonne humeur, ſon pouls étoit aſſez régulier, mais cependant un peu intermittent. Il avoit auſſi la reſpiration très-libre. Je lui ordonnai de continuer l'uſage de la potion que je lui avois preſcrit le matin.

§. 377. J'y retournai le Mercredi ſur les onze heures du matin. On me dit qu'il avoit fort bien paſſé la nuit, & qu'il n'avoit ſenti aucun retour de fievre, qu'il avoit été deux petites fois à la ſelle depuis ma viſite du ſoir précédent: je lui trouvai le pouls aſſez régulier, à quelques légeres intermiſſions près que j'y trouvois de temps à autre. La reſpiration

lui étoit devenue beaucoup plus
aisée. Ses urines qui précédemment
n'étoient que trop pâles s'étoient
éclaircies & ne déposoient aucun
sédiment. Je lui prescrivis pour la
derniere fois la potion suivante,
& je n'ai jamais appris qu'il ait eu
depuis la moindre rechute.

℞. *Antimonii diaphoretici, Millepedarum præparatarum, singulorum
grana decem, Salis Absinthii, Salis
Succini volatis, singulorum grana
quinque, Croci grana quatuor, Aquæ
Cinnamomi tenuis unciam unam, A-
quæ Menthæ drachmas sex, Syrupi
è succo Limonum, Syrupi Balsamici,
singulorum drachmam unam, Spiritus Nitri dulcis guttas decem; misceantur, & fiat Haustulus, Vesperi,
& Manè bibendus per tres, quatuorve dies.*

§. 378. Avant de finir ce Chapitre, je rapporterai deux Observations

OBSERVATION XXIII.

§. 379. Le Mardi 9 Juillet 1734.
On me pria d'aller voir Mademoi-
felle E---- B----. pour lors âgée de
neuf ans, elle étoit cachectique
& avoit la mine extraordinairement pâle depuis près de deux ans.
Elle avoit une toux féche qui la
pourfuivoit de près pour peu qu'elle
fit le moindre mouvement dans la
maifon; elle ne trouvoit goût à rien,
& elle étoit toujours fort altérée; elle ne refpiroit qu'avec beaucoup de peine & avoit la refpiration vite & très-courte. Pour peu
qu'elle eût à monter elle étoit
obligée de fe repofer pour reprendre haleine. Son pouls étoit très-
vite, mais il n'étoit pas extraordinairement fort, & depuis peu
elle avoit un accès de fievre toute
les nuits. Elle avoit le ventre affez

libre. Je lui prescrivis la potion suivante.

℞. *Salis Prunellæ scrupulum unum, Salis Martis grana decem, Tartari Vitriolati grana sex ; dissolvantur in Aquæ Lactis alexiteriæ duabus unciis, dein adde Aquæ Bryoniæ compositæ, Syrupi de quinque Radicibus aperientibus, singulorum unciam unam, & fiat* Mistura dissolvens, attenuans, & corroborans; *de quâ capiat semunciam Vesperi, & Manè.*

§. 380. Le Samedi suivant, je retournai la voir, & la trouvai beaucoup mieux, elle n'avoit pas tant de fievre & n'étoit plus aussi altérée qu'elle l'avoit été. La respiration lui étoit devenue plus libre & elle commençoit à trouver goût à ce qu'elle mangeoit, mais elle avoit encore sa toux. Les remédes que je lui avois prescrit lui avoient fort bien fait, ce qui me détermina à lui en faire continuer l'ufage comme auparavant.

§. 381. J'y retournai le Mercredi 17 du même mois, je trouvai que fa fanté alloit toujours de mieux en mieux. Je lui ordonnai ce qui fuit.

℞. *Salis Prunellæ grana viginti, & quatuor, Salis Martis grana decem, Tartari Vitriolati, Croci, fingulorum grana fex, Aquæ Pulegii duas uncias, Aquæ Bryoniæ compófitæ, Syrupi de quinque Radicibus aperientibus, fingulorum unciam unam, & fiat Miftura; cujus capiat femunciam bis in die, Phiolâ prius agitatâ.*

§. 382. J'y retournai le Lundi 22 Juillet, je la trouvai beaucoup mieux; elle étoit beaucoup plus gaye qu'à fon ordinaire; fa grande altération étoit paffée; elle trouvoit bon ce qu'elle mangeoit, &

pouvoit monter jusqu'à deux éta-
ges sans être obligée de se reposer
pour reprendre haleine ; elle avoit
même fait près d'un demi-quart de
lieue le jour précédent sans se trouver fatiguée. Son pouls étoit plus
lent & plus fort, elle avoit le visage meilleur & plus riche en couleurs. Je lui ordonnai ce qui suit.

℞. *Salis Prunellæ grana viginti,*
& quatuor, Salis Martis, Radicis
Curcumæ, singulorum grana decem,
Tartari Vitriolati grana sex, Aquæ
Pulegii duas uncias, Aquæ Bryoniæ
compositæ, Syrupi de quinque Radici-
bus aperientibus, singulorum unciam
unam, & fiat Mistura ; de quâ capiat
drachmas sex Vesperi, & Manè,
Phiolâ prius agitatâ.

§. 383. Je retournai le Jeudi 25
du même mois, & je trouvai que
sa santé alloit toujours de mieux
en mieux, qu'elle reprenoit tous

les jours de nouvelles forces. Elle avoit le visage beaucoup plus frais & les levres vermeilles, mais sa toux, quoique beaucoup diminuée ne l'avoit point encore tout à fait quittée. Je lui prescrivis les remédes suivans au moyen desquels elle s'est parfaitement bien rétablie.

℞. *Balsami Capivi semunciam, cujus capiat guttas duodecim Vesperi, & Manè, cum aliquantillo Pulveris sacchari albi mistas.*

℞. *Salis Prunellæ grana viginti, & quatuor, Salis Martis grana quatuordécim, Tartari Vitriolati grana sex, Aquæ Pulegii duas uncias, Aquæ Bryoniæ compositæ, Syrupi de quinque Radicibus aperientibus, singulorum unciam unam, & fiat Mistura; de quâ capiat semunciam horâ unâ ante prandium, & Cœnam.*

OBSERVATION XXIV.

§. 384. Le Samedi 20 Janvier 1728, Mr. Alexandre Walford, de la Paroisse de Fauborn, dans le Comté d'Essex, me vint consulter sur une maladie dont il étoit attaqué. C'étoit un homme assez haut & mince, âgé d'environ cinquante-un an, il y avoit déja quelque temps qu'il étoit indisposé, & il avoit eu plusieurs fois une fievre intermittente. Il se plaignoit alors de son ventre qui gonfloit beaucoup, de même que ses jambes; de ce qu'il ne rendoit qu'une très-petite quantité d'urines fort hautes en couleur, de n'avoir aucun appétit, mais d'être toujours fort altéré & d'avoir quelque fois de la fievre. Je lui ordonnai ce qui suit.

℞. *Salis Nitri duas uncias, Salis*

Geniſtæ ſcrupulos quatuor , Salis Martis Riverii drachmam unam, Millepedarum præparatarum drachmas duas , Cubebarum unam drachmam, Coccinellæ ſcrupulos duos , Olei Juniperi chymici guttas viginti quatuor; miſceantur , & fiat Pulvis *attenuans , corroborans , & diureticus in viginti quatuor* Partes *æquales dividendus; quarum capiat unam* Veſperi, & Manè, *cum uno Cochleari largo Mellis deſpumati miſtam , ſuperbibendo Cochlearia tria Apozematis ſequentis.*

℞. *Radicis Raphani Silveſtris unciam unam, Radicis Serpentariæ Virginianæ drachmas duas , Herbæ Cochleariæ hortenſis manipulos tres, Seminum Aniſi ſemunciam , Seminum Cochleariæ, Seminum Dauci Sylveſtris , ſingulorum drachmas duas , Gummi Ammoniaci drachmam unam, Aquæ Fontanæ bullientis libras duas cum ſemiſſe; ſtent in digeſtione ſervi-*

I iiij

dâ, & bene clausâ per horam unam,
dein Liquoris colati libris duabus adde
Aquæ Anisi fortis uncias quatuor,
Spiritus Nitri dulcis drachmam unam,
& fiat Apozema attenuans, diu-
reticum, & corroborans.

§. 385. Le Dimanche 28 du
même mois, il me fit dire par un
Exprès qu'il étoit pourfuvi de tranchées dont il étoit très-mal, qu'il
avoit été continuellement dans
cette mauvaife fituation depuis la
nuit du Jeudi précédent, qu'en
conféquence il avoit paffé le Vendredi & le Samedi fans prendre
de fes poudres, & qu'il me prioit
de lui faire fçavoir fi je trouvois
à propos qu'il continuât l'ufage de
ces remédes malgré le dérangement de fes boyaux.

§. 386. Sur cet expofé je lui
prefcrivis les poudres fuivantes,
& lui ordonnai de recommencer
l'ufage des premieres que je lui

avois prescrit le 20 du courant, si-tôt qu'il n'auroit plus de tranchées.

℞. *Radicis Zedoariæ , Seminum Anisi, Lapidis Contrayervæ, Pulveris è Chelis Cancrorum simplicis , Spermatis Ceti, singulorum scrupulos duos ; misceantur , & fiat Pulvis , absorbens , alterans , & emolliens, in Partes sex æquales dividendus ; quarum capiat unam horis quartis , vel sextis, cum uno Cochleari Misturæ sequentis mistam.*

℞. *Syrupi de Althæâ unciam unam, Syrupi Diacodii , Aquæ Mirabilis , singulorum semunciam , & fiat Mistura.*

§. 387. Ces poudres. §. 384, 386. remédierent parfaitement au dérangement de ses boyaux , après quoi il recommença l'usage des premieres , au moyen desquelles

il se débarraffa de tous les fymptômes mentionnés (§. 384.) & fe
rétablit en parfaite fanté.

CHAPITRE XVII.

Observations sur les Fiévres Rémit-tentes occasionnées par l'épaissis-sement des humeurs.

OBSERVATION XXV.

§. 388. LE 16 Août 1711. on me consulta pour Madame Marie H——. C'étoit une jeune femme de Yeovil, dans le Comté de Somerset, âgée d'environ vingt-quatre ans. Elle étoit attaquée d'une fievre Rémittente. Je lui ordonnai un régime convenable & lui prescrivis ce qui suit.

℞. *Salis Nitri scrupulos duos, Florum Sulphuris grana decem, Coccinellæ, Croci, singulorum grana duo; misceantur, & fiat Pulvis dissolvens, & attenuans, pro una Dosi omni quadrihorio sumenda.*

℞. *Olei Sulphuris per Campanam drachmam unam, cujus guttas viginti cum Aquæ puræ pintâ unâ misceantur, dein cum Saccharo albo edulcetur* Miſtura, *de quâ bibat Hauſtum ad libitum.*

℞. *Camphoræ pulveratæ drachmam unam, dein cum Bombice, & Panno linteo fiat* Culcitra, *Ventriculo applicanda.*

§. 389. Le 20 du même mois je lui preſcrivis ce qui ſuit.

℞. *Salis Nitri, Salis Abſinthii, Antimonii diaphoretici, Florum Sulphuris, ſingulorum drachmam unam, Camphoræ ſcrupulos duos, Coccinellæ grana quinque; miſceantur, & fiat* Pulvis attenuans, & diaphoreticus, *in Partes ſeptem æquales dividendus; quarum capiat unam tertiâ quâque horâ.*

§. 390. Le 22 d'Août, je lui ordonnai de recommencer l'usage des poudres que je lui avois prescrites deux jours auparavant, & au moyen de ces remédes elle s'est débarrassée de sa fievre & s'est rétablie en parfaite santé, sans qu'il ait été question de la saigner, de la purger, ni seulement de lui donner aucun lavement.

OBSERVATION XXVI.

§. 391. Le 22 d'Août 1711. la femme de Mr. J---- B----, de Chilton, à quatre lieues d'Yeovil, âgée d'environ cinquante-deux ans, me pria de lui donner mon avis sur une fievre rémittente dont elle étoit attaquée. Je lui ordonnai les remédes suivans.

℞. *Syrupi Nitrosi drachmas decem, Laudani Liquidi Sydenhami guttas quinque, Spiritus Anisi volatilis gut-*

tas viginti, & fiat Miſtura febrifu-
ga, bis in die ſumenda.

℞. *Spiritus Nitri dulcis drachmam
unam, cujus guttæ quadraginta cum
Aquæ Fontanæ Pintâ unâ miſceantur, addendo Sacchari albi quantitatem ſufficientem ad gratum ſaporem,
pro* Potu *ſubinde bibendo.*

§. 392. Le lendemain, je lui
fis continuer ſa potion fébrifuge,
telle que je la lui avois ordonnée
la veille.

§. 393. Le 24 du même mois,
je lui ordonnai ce qui ſuit.

℞. *Coccinellæ granâ quinque,
Camphoræ ſcrupulos duos, Antimonii
diaphoretici, Florum Sulphuris, Salis
Nitri, Salis Abſinthii, ſingulorum
drachmam unam; miſceantur, & fiat
Pulvis tenuiſſimus, in ſeptem Partes
æqualitèr diſtribuendus; quarum omni
trihorio capiat unam, cum uno Co-*

chleare Syrupi Pœoniæ mistam.

℞. *Syrupi Nitrosi unciam unam ; Laudani Liquidi Sydenhami guttas decem, Spiritus Anisi volatilis guttas viginti ; misceantur pro* Haustulo *nocturno, horâ somni, bibendo.*

℞. *Camphoræ pulveratæ drachmam unam, dein cum Bombice, & Panno linteo formetur* Culcitra *Ventriculo applicanda.*

℞. *Salis Nitri drachmas tres ; Camphoræ scrupulos duos, Boli Armeniæ drachmas duas, Telarum Aranearum drachmam unam, Unguenti è Nicotianâ sescunciam, misceantur pro* Cataplasmate *; cujus dimidia* Pars Carpis *applicetur, & horis duodecim interpositis, repetatur* Applicatio.

§. 394. Au moyen de ces remédes elle se débarrassa de sa fievre, & revint en parfaite santé.

OBSERVATION XXVII.

§. 395. Le 10 Août 1726. on me demanda une Confultation fur la maladie de Mr. John Amiff, qui étoit alors à Cogfball, dans le Comté d'Effex. Il avoit environ deux ans & deux mois, il avoit été pris de mal la nuit du Dimanche de la femaine précédente qu'il avoit paffée fans pouvoir dormir, & continuellement pourfuivi d'envies de vomir. Ces fymptômes furent fuivis de chaleur, d'altération & de fievre, & cette fievre duroit toujours depuis ce temps là, avec quelques rémiffions. Le lendemain qu'il fut pris, il eut une convulfion qui lui dura une demie-heure. On le faigna pendant cette convulfion, & on lui tira environ trois onces de fang, ce qui la fit paffer en peu de temps. On lui avoit mis deux vefficatoires aux bras,

bras. Il étoit conſtipé dans le commencement de ſa maladie; mais on lui avoit donné un lavement qui lui avoit aſſez bien lâché le ventre. Il étoit dans un grand feu & fort altéré. Ses urines étoient très-rouges & ſi rouges, qu'elles tachoient ſon linge. Je lui ordonnai ce qui ſuit.

℞. *Pulveris è Chelis Cancrorum ſimplicis, Muſci Coralini præparati, ſingulorum grana triginta, Antimonii diaphoretici, Salis Abſinthii, ſingulorum grana decem, Aquæ Lactis alexiteriæ, Aquæ Cinnamomi hordeatæ, ſingulorum uncias duas, Syrupi è ſucco Limonum, Syrupi de Radicibus quinque aperientibus, ſingulorum unciam unam, & fiat* Miſtura; *cujus poſt Phiolæ agitationem, capiat unum Cochleare largum ſecundis, vel tertiis, vel quartis horis, ſæpius vel rarius ut Febris intenſior, vel remiſſior fuerit.*

Tome II. K

℞. *Olei Macis per Expreſſionem, Olei Amygdalarum amararum, ſingulorum drachmam unam; miſceantur pro* Linimento, *quo Ventriculi regio bis in die inungatur.*

℞. *Camphoræ ſcrupulos duos, Florum Chamæmeli ſcrupulum unum, Pulpæ Uvarum Corinthicarum ſemunciam, Aquæ Roſarum quantitatem ſufficientem; miſceantur ſecundum artem, & fiat Maſſa* Cataplaſmatis; *cujus dimidia Pars ſuper Pannos linteos extendatur, & Carpis applicetur, & ſextis vel octavis horis repetatur Applicatio.*

Si Alvus adſtricta fuerit, Enema, è Lacte ſaccharato, tepide injiciatur.

§. 396. Au moyen de ces remédes, cet enfant ſe débarraſſa de ſa fievre, & revint en parfaite ſanté.

OBSERVATION XXVIII.

§. 397. Le 16 Janvier 1730. on vint me consulter pour Samuel Brown, Domestique de Mr. Polly, près de Tarlin dans le Comté d'Essex. C'étoit un homme âgé de vingt-cinq ans. Il avoit été pris de la fievre & d'un mal de gorge le 11 Janvier au soir : Son mal de gorge s'étoit passé le Lundi au soir, mais en place il lui étoit survenu une douleur au côté gauche, qui continuoit toujours de même que sa fievre. Cette fievre le travailloit continuellement , mais elle étoit plus mauvaise pendant la nuit. Il avoit beaucoup toussé les deux jours précédens, & n'avoit pas pour cela beaucoup craché, mais ce qu'il crachoit étoit fort épais & tenace. Il avoit beaucoup de peine à respirer, il étoit dans un grand feu & fort altéré,

K ij

fes urines étoient très-rouges, é-
paiffes & ne dépofoient aucun fédiment ; il y avoit quelques jours
qu'il n'avoit été à la felle, il gar-
doit conftamment le lit, & ne le
pouvoit quitter, encore avec beaucoup de peine, qu'autant de temps
feulement qu'il en falloit pour le
raccommoder, une fois par jour.
Je lui fis donner un lavement é-
mollient & lui ordonnai les remédes fuivans.

℞. *Pulveris è Chelis Cancrorum
fimplicis, Antimonii diaphoretici, Florum Sulphuris, Spermatis Ceti, fingulorum drachmam unam, Radicis
Serpentariæ Virginianæ ; fcrupulos
duos, Camphoræ grana octo ; mifceantur, & fiat Pulvis, in Partes fex æ-
quales dividendus ; quarum horis fextis capiat unam cum uno Cochleari
Mifturæ fequentis miftam.*

℞. *Aquæ Bryoniæ compofitæ, Sy-*

*rupi de quinque Radicibus aperienti-
bus, singulorum unciam unam, &
fiat* Mistura *pro Pulveribus.*

℞. *Salis Absinthii scrupulos duos,
Salis Prunellæ, Coccinellæ, singulorum scrupulum unum, Aquæ Lactis
alexiteriæ sex uncias, Aquæ Bryoniæ
compositæ sescunciam, Syrupi de quinque Radicibus aperientibus semunciam,
Tincturæ Castorei carminativæ guttas
sexaginta; misceantur, & fiat* Julapium; *de quo capiat unciam unam
sextis horis, temporibus autem intermediis, post Phiolæ agitationem.*

℞. *Balsami Capivi drachmas duas;
cujus capiat guttas viginti Vesperi,
& Mane, cum aliquantillo Pulveris
Sacchari albi mistas.*

℞. Emplastri Epispastici *quantitatem sufficientem super alutam extendatur, & fiant* Emplastra *tria;
quorum unum inter humeros, & duo
Brachiis applicentur.*

§. 398. Il prit tous ces remédes conformément à mon Ordonnance, & sans qu'il ait été besoin ni de les répéter, ni de recourir à d'autres, il se débarrassa de sa fievre & des symptômes qui l'accomgnoient, en très-peu de temps.

OBSERVATION XXIX.

§. 399. Le Mardi 13 Juin 1732. on vint me prier d'aller voir Madame S---- M---- de Malden, dans le Comté d'Essex, c'étoit une jeune femme âgée de seize ans. Ce fut son Apoticaire qui se chargea de cette commission, & sur l'exposé qu'il me fit de sa situation, je lui donnai une Ordonnance en attendant que je pusse aller la voir, ce que je remis au lendemain matin. Cet Apoticaire me dit qu'il y avoit quatorze jours qu'elle avoit la fievre. Cette fievre étoit continue & n'avoit des rémissions que fort éloignées les unes des autres, son pouls étoit quelquefois vîte & fort, quelquefois dans une chaleur excessive, d'autres fois cette chaleur étoit assez modérée. Elle étoit toujours fort altérée. Quant à la respiration, elle l'avoit assez libre. Elle avoit la langue bien nette & assez moite, Ses urines étoient d'une couleur noirâtre. Elle paroissoit jaune dans toute la surface de son corps. Elle avoit eu ses régles à son ordinaire la semaine d'auparavant qu'elle fut prise de mal.

§. 400. Pendant les premiers jours de sa maladie, elle eut la diarrhée & saigna plusieurs fois du nés. Elle toussoit & suoit beaucoup pendant la nuit, & ne dormoit que très-peu, encore son sommeil étoit-il interrompu par des mouvemens convulsifs.

§. 401. On l'avoit saignée & on lui avoit mis cinq emplâtres vessicatoires, un entre les épaules, deux aux bras & deux aux jambes ; on l'avoit aussi purgée deux ou trois fois, & on l'avoit crue mieux pendant quelque temps après ces purgations, mais en très-peu de temps, elle retomba plus mal que jamais. On lui avoit fait prendre d'une poudre composée avec la pierre de *Contrayerva*, l'Antimoine diaphorétique & le sang de Castor, on lui avoit encore donné quelques autres remédes.

§. 402. Je lui prescrivis ce qui suit.

℞. *Seminum sinapios scrupulos quatuor, Castorei, Camphoræ, singulorum scrupulum unum, Emplastri Cephalici drachmas quatuor, Olei succini guttas viginti, Olei Chamæmeli (per Infusionem præparati) quantitatem sufficientem; misceantur secundum artem, & fiat Massa Emplastri; dein super alutam extendatur, & fiant* Emplastra *duo, idoneâ formâ,* Pedum Plantis *tepidè applicanda.*

℞. *Antimonii*

℞. *Antimonii diaphoretici, Florum Sulphuris, Florum Chamæmeli, Coccinellæ, singulorum grana quinque, Myrrhæ grana tria, Camphoræ grana duo, Conservæ Rosarum Rubrarum scrupulum unum, Syrupi de quinque Radicibus aperientibus quantitatem sufficientem; misceantur, & fiat Bolus sextis horis exhibendus, superbibendo Cochlearia quatuor Julapii sequentis.*

℞. *Salis Absinthii, Salis Prunellæ, singulorum scrupulum unum, Aquæ Lactis alexiteriæ uncias sex & drachmas quatuor, Aquæ Bryoniæ compositæ unciam unam, Syrupi è succo Limonum, unciam semis; misceantur, & fiat* Julapium.

℞. *Spiritus Vitrioli drachmas duas; cujus subindè, urgente siti, capiat in Haustu Decocti Cornu Cervi Rasurarum parum edulcato, tot guttas*

Tome II.   L

quot suffiant ad moderatam acidita-
tem.

§. 403. Je fus la voir le lendemain matin. On me dit qu'elle
avoit exactement suivi mon Ordonnance, qu'elle avoit passé la
nuit dans une légere moiteur &
qu'elle avoit beaucoup mieux dormi qu'elle n'avoit fait les nuits
précédentes. J'observai que tous
les symptômes étoient à peu près
tels qu'on me les avoit décrits. Je
lui fis continuer l'usage de ce que
j'avois ordonné la veille en y ajou-
tant ce qui suit.

℞. *Salis Absinthii, Salis Nitri,*
singulorum drachmam unam, Florum
Sulphuris drachmas duas, Herbæ Ru-
tæ unciam semis, Pulpæ Uvarum
Corinthicarum unciam unam, Aquæ
Bryoniæ compositæ quantitatem suffi-
cientem ; contundantur in Mortario,
& fiat Massa Cataplasmatis; cujus

drachmæ quatuor super Pannos lin-
teos extendantur, & Carpis tepidè
applicentur, & horis quartis Applica-
tio quantitatis ejusdem repetatur.

§. 404. Le Vendredi suivant,
16 du même mois, son pere vint
me dire qu'elle avoit pris & suivi
exactement tout ce que je lui avois
ordonné; qu'elle se trouvoit mieux
elle-même, & que l'Apoticaire lui
avoit dit de m'informer qu'il croioit
que la fievre étoit diminuée; que
son pouls n'étoit pas si vîte qu'il
l'avoit été, mais qu'il étoit plus
fort. Il m'apprit aussi qu'elle étoit
allée à la selle le Jeudi matin; que
ce jour là, vers le midi, elle étoit
tombée dans une plus grande agitation & devenue plus altérée; qu'en
même temps son visage avoit beaucoup pâli, mais que tous ces
symptômes étoient tombés sur le
soir qu'elle avoit dormi fort tran-
quillement, & que pendant son

ſommeil elle n'avoit point eu de ces mouvemens convulſifs aux-quels elle avoit été ſujette précé-demment. Je lui ordonnai les re-médes ſuivans.

℞. *Antimonii diaphoretici, Corticis Cinnamomi , Florum Chamæmeli, Florum Sulphuris, Myrrhæ, ſingulo-rum grana quinque, Croci grana tria, Camphoræ grana duo, Syrupi dè Al-thææâ quantitatem, ſufficientem; miſ-ceantur , & fiat* Bolus *octavis horis diglutiendus , ſuperbibendo Hauſtum ſeri Lactis cum Vino Canarienſe præ-parati ; & horis octavis, temporibus autem intermediis bibat uncias duas Julapii ſequentis febriſugi, ſuperbiben-do Hauſtum Infuſionis ſalviæ.*

℞. *Salis Abſinthii , Salis Nitri , ſingulorum drachmam ſemis, Salis ſuccini volatilis grana octo, Cocci-nellæ ſcrupulum unum, Aquæ Pule-gii uncias ſeptem & ſemunciam, Sac-*

chari albi quantitatem sufficientem ad saporem gratum ; misceantur, & fiat Julapium febrifugum.

℞. *Salis Martis grana quatuor , Salis Absinthii grana sexdecim, Aquæ Lactis alexiteriæ uncias duas , Aquæ Bryoniæ compositæ sescunciam, Spiritus Lavendulæ compositi drachmas duas , Spiritus Nitri dulcis guttas viginti , Tincturæ Myrrhæ guttas triginta, Sacchari albi quantitatem sufficientem ad gratum saporem ; misceantur, & fiat* Julapium *cardiacum; de quo in languoribus capiat unum Cochleare.*

§. 405. Le 18 Juin sa fievre é-toit toujours allée en diminuant, mais elle toussoit. Je lui ordonnai les remédes suivans, au moyen desquels elle revint en parfaite santé.

℞. *Antimonii diaphoretici, Cocci-*
L iij

*nellæ, singulorum scrupulum unum,
Croci grana decem, Salis Absinthii
drachmam semis, Salis succini volatilis grana decem, Aquæ Lactis alexiteriæ uncias tres, Aquæ Bryoniæ compositæ drachmas sex, Sacchari albi
sufficientem quantitatem ad saporem
gratum; misceantur, & fiat Julapium; de quo horis sextis bibat unciam unam, Phialâ prius agitatâ, &
superbibendo Haustum Aquæ puræ,
cum pauxillo Vini albi mistæ.*

℞. *Balsami Capivi drachmam u-
nam, dissolvatur cum Vitelli Ovi recentis drachmis tribus; dein adde Syrupi Balsamici unciam semis, Vini
albi Montani uncias tres, & fiat
Mistura attenuans, detergens, &
sanans; cujus Vesperi, & Mane capiat unum Cochleare.*

OBSERVATION XXX.

§. 406. Le Mardi 21 Mai 1734.

une jeune femme nommée Sarah
R----n, qui depuis Noel alloit fur
fa vingt-uniéme année, fut prife
vers midi de douleurs violentes
le long du dos & dans les os,
accompagnées de différens autre
fymptômes de fievre. Elle étoit
fort altérée ; elle avoit la peau brûlante, le pouls vîte & fort ; elle
fe plaignoit en outre d'un grand
mal de gorge. Je lui ordonnai de
boire beaucoup de petit Lait coupé avec du Cidre, ce qu'elle fit.
Le petit Lait coupé avec le Cidre,
eft une boifon délayante & atté-
nuante fort agréable, fouvent même l'eftomac s'en accommode
mieux que du petit Lait coupé
avec le Vin de Canarie, ou le Vin
blanc. Enfin il réuffit beaucoup
mieux de cette maniere lorfquil eft
queftion d'atténuer les fluides. Je
l'ai éprouvé moi-même en pareil
cas, & je l'ai toujours prefcrit aux
autres avec affez de fuccès.

L iiij

§. 407. Le Mardi 22 Mai, elle passa la nuit sans dormir, mais avant le jour, elle fut prise de sueur qu'elle conserva pendant quelque temps après quoi sa fievre parut n'être pas si forte. Environ une heure après, cette sueur se passa, après quoi elle se trouva dans un plus grand feu & plus altérée qu'elle ne l'étoit auparavant. Lorsque je la fus voir ce matin-là, je lui trouvai la peau plus chaude, le pouls plus vîte, elle se plaignoit davantage de sa gorge & se trouvoit toute étourdie. Je lui ordonnai les remédes suivans.

℞. *Aquæ puræ, Aceti optimi, singulorum sescunciam. Mellis unciam unam; misceantur pro Gargarismo frequentèr utendo.*

℞. *Antimonii diaphoretici, Musci Corallini præparati, Salis Absinthii, singulorum semi-drachmam, Aquæ*

Lactis alexiteriæ uncias duas, Aquæ Pulegii fefcunciam, Syrupi è fucco Limonum femunciam, Spiritus Nitri dulcis guttas triginta, & fiat Miftura attenuans; cujus capiat unciam unam horis tertiis, Phialâ prius agitatâ.

℞. *Spiritus Nitri dulcis drachmam unam; cujus fæpe capiat guttas feptem vel octo in Cyatho Infufi Theæ viridis, vel cujuflibet alii Liquoris.*

§. 408. Lorfque je retournai la voir le lendemain matin, je trouvai que la fievre avoit diminué, mais elle en avoit cependant encore ; fa gorge alloit auffi un peu mieux. Elle avoit fait ufage du Julep que je lui avois ordonné. Elle avoit auffi très-fouvent pris de fes gouttes, & de fon gargarifme qui lui avoit continuellement fait évacuer beaucoup de matieres gluantes & vifqueufes. Je lui fis recommencer son Julep & son gargarisme, & lui ordonnai de continuer l'usage de ses gouttes.

§. 409. Sur le soir sa gorge alloit beaucoup mieux, & sa fievre étoit beaucoup diminuée. Je lui fis encore continuer l'usage des mêmes remédes comme j'avois fait le matin.

§. 410. Le lendemain 24 Mai, au matin, je trouvai que sa fievre étoit tout a fait passée. Mais elle se plaignoit encore d'étourdisemens à la tête & de ce qu'elle chanceloit comme si elle eut été prête à tomber lorsqu'elle vouloit marcher. Elle n'avoit point été à la selle depuis qu'elle étoit tombée malade. Pour y remédier, je lui fis donner une dose de Teinture sucrée qui la fit aller une ou deux fois, après quoi elle commença à reprendre un peu d'appetit & à recouvrer ses forces.

CHAPITRE XVIII.

Obſervations ſur les Fiévres Ardentes,
occaſionnées par l'épaiſſiſſement
des humeurs.

OBSERVATION XXXI.

§. 411. LE 13 Mai 1707. on
vint me prier d'aller
voir Mademoiſelle Jane S----h,
âgée d'environ ſix ans, qui pour
lors étoit à Shaftſbury, dans le
Comté de Dorſet. Elle avoit une
fievre très-violente. Sa peau étoit
extraordinairement brûlante, ſon
pouls étoit rrès-vîte & fort, elle
étoit fort altérée & dans un grand
délire. Je lui preſcrivis pour ſa
boiſſon ordinaire une décoſtion
d'Orge mondé, de Raiſins ſecs &
de Racines de Régliſſe, éguiſée
avec un peu de ſuc de Limon, &

lui ordonnai les remédes suivans.

℞. *Seri Lactis uncias quatuor, Syrupi Violarum, Sacchari culinarii, singulorum unciam unam ; misceantur, & fiat* Clyster *, quamprimum tepidè injiciendus.*

℞. *Salis Nitri scrupulos quatuor, Florum Sulphuris scrupulum unum, Croci, Coccinellæ, singulorum grana quatuor ; misceantur, & fiat* Pulvis *dissolvens, & attenuans ; in Partes quatuor æquales dividendus ; quarum capiat unam octavâ quâque horâ cum uno Cochleari Julapii sequentis mistam , superbibendo Cochlearia tria ejusdem.*

℞. *Aquæ Cerasorum nigrorum, Aquæ Lactis alexiteriæ, singulorum uncias quatuor, Aquæ Epidemiæ semunciam, Syrupi Caryophyllorum sescunciam ; misceantur, & fiat* Julapium.

℞. *Radicis Bryoniæ albæ unciam unam, Herbæ Rutæ femunciam, Saponis Nigri, Terebintinæ vulgaris, Salis Nitri, fingulorum drachmas duas, Camphoræ pulveratæ drachmam unam, Aceti quantitatem fufficientem, contundantur in mortario, & fiat* Cataplafma, *Pedum Plantis applicandum.*

§. 412. Au moyen de ces remédes, §. 411. Tous les fymptômes de fa fievre difparurent, la fievre fe paffa à fon tour, & elle avoit repris fenfiblement fes forces au bout de quatre jours que je la vis pour la premiere fois.

OBSERVATION XXXII.

§. 413. Le 18 Mai 1707. on m'envoya chercher de Shaftfbury, dans le Comté de Dorfet, pour y aller voir Mr. John Bell, alors âgé d'environ dix ans. Le 16 du même mois, il avoit été attaqué & pris de froid, de tremblemens & de vomiſſemens qui furent ſuivis d'une grande chaleur, d'agitation & d'une grande altération ; il avoit le pouls vîte & fort, ſa langue étoit fort blanche, ſéche & rude, il ſe plaignoit d'une grande douleur dans les inteſtins. Je lui preſcrivis pour ſa boiſſon ordinaire une décoction d'Orge mondé, de Raiſins ſecs, éguiſée avec le ſuc de Limon, & édulcorée à ſon goût : & lui ordonnai ce qui ſuit.

℞. *Florum Chamæmeli, Seminum Aniſi, Seminum Carvi, ſingulorum drachmas duas, coquantur cum ſeri Lactis quantitate ſufficienti ad uncias quatuor ; dein Liquori colato adde Spiritus Vini Gallici drachmas ſex, Syrupi Violarum, Sacchari culinarii, ſingulorum unciam unam ; miſceantur, & fiat* Clyſter *tepidè injiciendus.*

℞. *Salis Nitri drachmam unam,
Florum Sulphuris scrupulum unum,
Coccinellæ, Croci, singulorum grana
quinque; misceantur, & fiat* Pulvis
dissolvens, & attenuans, *in Partes quatuor æquales dividendus; quarum capiat unam omni quadrihorio
cum uno Cochleari Julapii sequentis
mistam, superbibendo Clocheariæ duo
ejusdem.*

℞. *Aquæ Cerasorum nigrorum,
Aquæ Lactis alexiteriæ, singularum
uncias quatuor, Aquæ Papaveris erratici duas uncias, Aquæ Epidemiæ
semunciam, Salis Prunellæ drachmam unam, Syrupi Papaveris erratici sescunciam; misceantur, & fiat*
Julapium.

§. 414. L'usage de ces remédes,
§. 413. fit tomber sa fievre en trèspeu de temps. Elle l'avoit mème
tout a fait quittée au bout de deux

jours, après quoi je lui ordonnai un léger purgatif, qui l'a entierement remife.

OBSERVATION XXXIII.

§. 415. Le 26 Mai 1712. on vint fur le foir me confulter pour Madame H---- D----. de Yeovil, dans le Comté de Somerfet, âgée d'environ vingt-neuf ans. Il y avoit trois jours qu'elle étoit accouchée, & elle fe plaignoit alors de violentes tranchées, d'une grande fievre & de paffions hiftériques. Je lui ordonnai les remédes fuivans.

℞. *Spermatis Ceti fcrupulum u-num, Entis Veneris, Arcani dupli-cati, fingulorum grana feptem, Olei Amygdalarum dulcium femunciam, Olei Juniperi guttas feptem, Laudani Liquidi Syndenhami guttas quindecim, Syrupi Nitrofi unciam unam; mif-ceantur fecundum artem pro Hauftu diffolvente, diſſolvente , & anodyno , immediate bibendo.*

℞. *Aquæ Fontanæ , Aquæ Angelicæ tenuis , ſingulorum uncias duas , Gas Sulphuris unciam unam , Aquæ Bryoniæ compoſitæ , Spiritus Lavendulæ compoſiti , ſingulorum drachmas ſex , Spiritus Nitri dulcis guttas quadraginta , Syrupi Pœoniæ Maris ſemunciam ; miſceantur , & fiat Julapium cardiacum ; de quo , ut opus fuerit , capiat Cochleare unum contr.ı hiſtericas affeɛtiones.*

§. 416. Je fus la voir le lendemain, on me dit que ſes tranchées s'étoient adoucies peu de temps après qu'elle eut pris la potion anodine , & que pour lors elle n'en ſentoit plus du tout ; mais je lui trouvai beaucoup de fievre ; ſon pouls étoit très-vîte & fort. Elle avoit la peau brûlante, & étoit exrêmément altérée. Pour remé-

dier à tous ces fymptômes, je lui
prefcrivis ce qui fuit.

℞. *Coccinellæ Pulveratæ grana
decem, Seminum Carvi drachmam
unam, Aquæ puræ libram unam : coquantur per aliquot momenta, fub
finem Decoctionis addendo Salis Prunellæ Pulveratæ drachmas quatuor ;
dein Liquori colato add. Syrupi Rofarum rubrarum uncias duas, & fiat
Apozema refrigerans, & diffolvens ; cujus capiat quatuor Cochlea-
aria horis fecundis.*

℞. *Tabularum Prunellæ Batean.
contra fitim femunciam, quarum uná
in ore fæpè teneatur.*

§. 417. Le foir, je lui fis réitérer
fon Julep cordial.

§. 418. Le 28 Mai, fa fievre
avoit diminué, je lui ordonnai de
continuer l'ufage de fon Apozème,
& de fon Julep cordial.

§. 419. Je retournai la voir le lendemain sur le soir, & j'apperçus que la fievre l'avoit quittée ; mais elle se trouvoit toute étourdie & avoit quelquefois des vapeurs. Je lui ordonnai un Julep histérique, dont je lui dis d'en prendre une dose chaque fois que ses vapeurs la prendroient. Depuis ce temps là elle a été mieux de jour en jour, & ses forces se sont réparées au moyen de deux pintes d'Apozème & de deux phioles de son premier Julep.

OBSERVATION XXXIV.

§. 420. Le 13 Octobre 1715. on me consulta pour Mr. R--- L---, de Thorn à deux lieues d'Yeovil, âgé d'environ huit ans, il étoit fort mal d'une fievre chaude continue. Sa peau étoit extrêmément brûlante, il étoitdans une altération excessive, son pouls étoit très-vîte &

fort, mais aſſez égal quant au temps & à la force. Je lui ordonnai ce qui ſuit.

℞. *Salis Nitri ſcrupulos quatuor, Muſci Corallini præparati, Florum Sulphuris ſingulorum ſcrupulum unum, Coccinellæ, Croci, ſingulorum grana quatuor ; miſceantur, & fiat* Pulvis *ſubtilis diſſolvens & attenuans, in Partes ſeptem æquales dividendus ; quarum capiat unam horis quartis cum uno Cochleari Syrupi de Rubo Idæo miſtam, ſuperbibendo Hauſtum Liquoris cujuſlibet.*

℞. *Antimonii diaphoretici ſcrupulum unum, Conſervæ Lujulæ ſeſcunciam, Syrupi de Rubo Idæo ſemunciam ; miſceantur, & fiat* Electuarium, *deaurandum ; de quo capiat quantitem Nucis Moſcatæ largæ horis quartis, temporibus intermediis.*

℞. *Julapii Purperei (in Pharmacopœia Bateanâ preſcripti) libras duas ; cujus Julapii Hauſtum bibat ad libitum.*

℞. *Olei Sulphuris per Campanam drachmam unam ; hujus guttæ viginti, & quatuor cum Aquæ Fontanæ libris duabus Saccharo albo edulcatis, miſceantur pro* Potu *ordinario.*

℞. *Camphoræ drachmam vnam, Salis Nitri drachmas tres, Pulpæ Uvarum Corinthiacarum uncias duas, Aceti quantitatem ſufficientem, & fiat ſecundum artem* Cataplaſma *pro Carpis.*

§. 421. Au moyen de ces remédes ſa fievre s'eſt paſſée, & il s'en eſt très-bien rétabli en peu de jours.

OBSERVATION XXXV.

§. 422. Le Lundi 28 Octobre 1728. on vint me prier d'aller voir le fils de Mr. H----'s de Witham, dans le Comté d'Essex, pour lors âgé d'environ deux ans. Cet enfant avoit une fievre continue accompagnée de convulsions. Il avoit la peau brûlante, le pouls vîte & très-fort. Je lui fis donner tout de suite un lavement émollient, & lui ordonnai ce qui suit.

℞. *Camphoræ grana decem, Olei Amygdalarum amararum drachmas duas, Olei Macis per expressionem sesquidrachmam, Olei Anisi chymici guttas decem, Olei succini guttas quinque; misceantur secundum artem, & fiat Linimentum ; quo Spina Dorsi, & Pedum Plantæ manu tepide inungantur.*

℞. *Pulveris è Chelis Cancrorum simplicis scrupulum unum, Antimonii diaphoretici grana septem, Cornu Cervi calcinati grana tria, Castorei Russiæ granum unum, Aquæ Lactis alexi-*

teriæ unciam unam, Succi Rutæ recenter expreſſi, Syrupi Balſamici, ſingulorum ſemunciam ; miſceantur, & fiat Julapium attenuans; de quo capiat unum Cochleare parvulum quartis horis, Phialâ prius agitatâ.

§. 423. Je retournai le voir le lendemain, je le trouvai mieux, ſes convulſions l'avoient quitté, & ſa fievre n'étoit pas forte. Je lui fis continuer tout ce que je lui avois ordonné le jour précédent.

§. 424. Lorſque j'y retournai le Mercredi 30 du même mois, je le trouvai beaucoup mieux. On me dit que ſes convulſions l'avoient quitté & que ſa fievre avoit ceſſé. Je lui ordonnai les remédes ſuivans.

℞. *Pulveris è Chelis Cancrorum ſimplicis ſcrupulum unum, Antimonii diaphoretici grana ſeptem, Cornu Cervi calcinati grana quinque, Salis*

Abſinthii grana duo, Aquæ Laſtis alexiteriæ unciam unam , Aquæ Menthæ drachmas ſex, Syrupi Balſamici drachmas duas, & fiat Miſtura ; cuius capiat unum Cochleare parvulum quartis horis , Phialâ prius agitatâ.

℞. *Camphoræ grana decem, Thuris ſemi - drachmam , Olei Menthæ guttas tres miſceantur, dein cum Bombice & Panno linteo formetur , ut artis eſt Culcitra ſcrobiculo Cordis applicanda.*

§. 425. Au moyen de ces remédes, il ſe débarraſſa de ſa fievre en très-peu de temps. Le 4 Novembre, je le purgeai avec l'Apozème ſuivant, dont je lui fis donner une bonne cueillerée le matin, & une autre ceuillerée de trois heures en trois heures juſqu'à ce qu'il commençât à aller.

℞. *Radicis Rhabarbari grana decem,*

cem , Foliorum Sennæ , Seminum Ca-
rui , singulorum scrupulum unum ,
Mannæ semunciam , coquantur cum
Aquæ Fontanæ sufficienti quantitate ,
ad uncias duas , dein coletur Liquor ,
& fiat Apozema purgans.

OBSERVATION XXXVI.

§. 426. Le Mercredi premier Septembre 1731. on m'envoya chercher sur le soir pour aller voir un enfant de Mr. R----'s, qui étoit pour lors à Totham , environ à une lieue de Witham , dans le Comté d'Essex. C'étoit une petite fille âgée de deux à trois ans. Il y avoit environ huit jours qu'elle avoit été prise d'une fievre intermittente accompagnée de toux. La fievre la reprenoit régulierement tous les après-midi , & duroit une bonne partie de la nuit. Cette fievre étoit devenue continue depuis deux jours & empi-

roit confidérablement. La malade
étoit dans un grand feu & fort altérée. Cette après-midi elle avoit été
prife de convulfions vers une heure
qui l'avoient travaillée pen lant
quelques heures, & pendant tout
ce temps elle lâchoit tout fous
elle fans s'en appercevoir.

§. 427. Lorfque je fus la voir,
fes convulfions étoient paffées,
elle étoit tranquille ; elle avoit les
yeux quelquefois ouverts, d'autres
fois fermés : mais elle fembloit
n'avoir aucun fentiment. Elle ne
faifoit attention à rien de ce qu'on
lui difoit, ni de ce qui fe paffoit
autour d'elle, fi bien qu'on auroit
crû qu'elle ne voyoit goutte. En
effet, je lui paffai la main devant
les yeux lorfqu'elle les eut ouverts,
comme fi j'avois eu deffein de la
frapper, mais elle ne les remua
pas pour cela. Je lui paffai auffi
une chandelle vis-à-vis les yeux,
à quoi elle fut auffi infenfible &

ne donna pas le moindre figne qu'elle en eut connoiſſance. Cet enfant étoit plethorique. Pour y remédier je lui fis tirer tout de fuite deux onces de fang du bras & lui ordonnai ce qui fuit.

℞. *Pulveris è Chelis Cancrorum fimplicis fcrupulum unum, Antimonii diaphoretici, Mufci Corallini præparati, fingulorum grana decem, Salis Abfinthii, Salis Prunellæ, fingulorum grana duo, Aquæ Pulegii feſcunciam, Syrupi è fucco Limonum, Syrupi Balfamici, fingulorum drachmas duas, Tincturæ Caftorei carminativæ guttas decem, & fiat* Miftura *attenuans; cujus capiat Cochleare femis, fecundis vel tertiis horis, cum aliquantillo Aquæ Fontanæ miftum, Phialâ prius agitatâ.*

Emplaftra Epifpaftica *parvula Tibii internis applicentur.*

§. 428. Le lendemain matin,
N ij

on m'envoya dire que la nuit précédente fur les 11 heures du foir la connoiffance lui étoit revenue , & qu'elle l'avoit toujours confervée depuis : que fes convulfions n'étoient point du tout revenues, mais que la fievre duroit toujours. Surquoi je lui ordonnai ce qui fuit.

Pergat in ufu Mifturæ hefterno die præfcriptæ.

℞. *Salis Abfinthii , Salis Prunellæ , fingulorum grana triginta, Florum Sulphuris drachmam unam , Herbæ Rutæ drachmas duas , Pulpæ Uvarum Corinthiacarum femunciam , Aceti acerrimi quantitatem fufficientem , contundantur in Mortario marmoreo , & fiat Maffa* Cataplafma*tis Confiftentiæ ; cujus drachmæ duæ fuper Pannos linteos extenfæ Carpis tepidè applicentur , & horis fextis renovetur eadem applicatio.*

§. 429. Le Vendredi au foir 3

Septembre, on m'envoya dire que cet enfant alloit mieux, que la la fievre n'étoit plus aussi forte qu'elle avoit été, mais qu'elle duroit toujours. Surquoi je lui ordonnai ce qui suit.

Repetatur Cataplasma *hesterno die præscriptum*, & *utatur ut prius.*

℞. *Pulveris è Chelis Cancrorum, simplicis scrupulum unum, Lapidis Contrayervæ grana octo, Antimonii diaphoretici, Musci Corallini præparati, singulorum grana decem, Salis Absinthii grana quatuor, Coccinellæ grana duo, Aquæ Lactis alexiteriæ sescunciam, Syrupi Balsamici semunciam, Tincturæ Castorei carminativæ guttas decem, & fiat* Mistura *cujus capiat unum Cochleare parvulum tertiis horis, Phialâ prius agitatâ, superbibendo Haustum Pseudo Theæ cum Melissâ præparatæ.*

℞. *Spiritus Nitri dulcis, Tinctu-*
N iij

*ræ Croci, fingulorum drachmam u-
nam, & fiat* Miftura attenuans,
& cardiaca *cujus capiat guttas fex,
vel octo in Hauftu Cerevifiæ tenuis,
vel Infufi Meliffæ.*

§. 430. Lorfque je retournai la voir le Samedi 4 Septembre, je trouvai la fievre beaucoup diminuée, & l'enfant mieux à tous égards. Elle n'avoit cependant pas encore pris tous ces remédes : Surquoi j'ordonnai qu'on lui fit continuer l'ufage de ce qui lui en reftoit felon la maniere que j'avois prefcrite.

§. 431. Le lendemain 5 Septembre, on envoya me dire qu'elle alloit toujours de mieux en mieux, & qu'elle n'avoit plus de fievre. Surquoi je lui ordonnai ce qui fuit pour la débarraffer tout à fait.

℞. *Aquæ Lactis alexiteriæ, Aquæ
Pulegii, Syrupi Violarum, Syrupi de*

Spinâ Cervinâ , singulorum semun-
ciam , & fiat Mistura purgans *pro*
Dosibus duabus , quarum capiat unam
alternis auroris.

§. 432. C'est ainsi que cet enfant se guérit d'une fievre continue accompagnée de symptômes
très-dangereux.

OBSERVATION XXXVII.

§. 433. Le Samedi 18 Mai 1724.
on vint me chercher sur les onze
heures du matin pour aller voir
Mr. W--- H---, âgé de treize
ans. Il étoit attaqué d'une fievre
continue qui l'avoit pris le Mercredi d'auparavant 15 du même
mois. Pour y remédier on l'avoit
saigné le Jeudi, on lui avoit passé
l'Emétique, appliqué les vessicatoires & donné des remédes dia-
phorétiques pour le faire suer.
Mais les sueurs n'avoient pû per-

cer. Il étoit allé à la felle le Jeudi matin. C'étoit la feule fois qu'il y eut été depuis qu'il étoit malade, on me dit auffi qu'il avoit toujours été dans un grand feu, fort altéré, & fouvent dans le tranfport; mais que cependant la connoiffance lui revenoit de temps à autre.

§. 434. Je lui trouvai la peau très-chaude, & la langue fort féche, de même que la paulme des mains; il avoit le pouls vîte & fort : fes urines étoient fort épaiffes, d'une couleur blanchâtre & ne dépofoient aucun fédiment. J'ordonnai fon régime felon les régles que j'ai expofées, & lui prefcrivis ce qui fuit.

℞. *Antimonii diaphoretici grana quinque, Salis Abfinthii, Salis Prunellæ, Coccinellæ, fingulorum grana duo, Aquæ Lactis alexiteriæ femunciam, Aquæ Menthæ drachmas tres,*

*Syrupi Balfamici drachmam unam,
Spiritus Nitri dulcis guttas quinque;
mifceantur, & fiat* Hauftulus attenuans, *quartis horis bibendus, Phialâ
prius agitatâ.*

℞. *Spiritus Vitrioli drachmam u-
nam, Spiritus Vini rectificati drachmas tres, & fiat* Miftura attenuans,
*cujus fubindè capiat in Hauftu De-
cocti hordei parum edulcati guttas
numero fufficientes ad Aciditatem moderatam, præcipuè urgente Siti.*

Emplaftra Cephalica *Pedum
plantis tepidè applicentur.*

§. 435. J'y retournai le même
jour fur le foir : il n'étoit point encore allé à la felle. Ses fymptômes
étoient à peu près les mêmes qu'ils
étoient la premiere fois que je l'a-
vois vû, excepté qu'il avoit la peau
un peu plus chaude : Mais les paul-
mes des mains, & le dedans des

doigts étoient devenus un peu plus moites , son pouls un peu plus fort & moins fréquent. Je lui ordonnai un lavement émollient & lui prescrivis les remédes suivans.

℞. *Antimonii diaphoretici grana quinque, Salis Prunellæ grana septem, Coccinellæ grana tria, Aquæ Lactis alexiteriæ semunciam, Aquæ Menthæ drachmas tres, Syrupi Balsamici drachmam unam , Spiritus Nitri dulcis guttas quinque ; misceantur , & fiat* Haustulus *dissolvens, &* attenuans, *quartis , vel sextis horis bibendus.*

℞. *Salis Nitri ,* Florum Sulphuris, *singulorum drachmas duas , Pulpæ Uvarum Corinthiacarum sescunciam, Aceti Vini albi quantitatem sufficientem , contundantur in Mortario, & fiat Massa* Cataplasmatis ; *cujus drachmæ quatuor super Pannos lin-*

teos extendantur, & tepidè Carpis ap-
plicentur; & sextis horis eadem Ap-
plicatio repetatur.

§. 436. J'y retournai le Dimanche 9 Mai, sur les 9 heures du matin. On me dit qu'on lui avoit donné un lavement comme je l'avois
ordonné ; qu'il venoit de le rendre,
& qu'il l'avoit fait aller une fois.
On me dit aussi qu'il avoit été fort
agité pendant toute la nuit, qu'il
avoit eu le délire , & que sa fievre
avoit été très-forte , mais que vers
le matin il avoit dormi par pauses.
Je lui trouvai beaucoup de fievre,
la peau brûlante, le pouls vîte, la
langue séche, la respiration prompte , & les joues d'un rouge foncé.
Ses urines n'étoient pas beaucoup
plus colorées que du vin de Canarie, elles étoient fort claires & ne
déposoient aucun sédiment, ni au-
cunes nubicules. J'ordonnai qu'on
lui fit continuer l'usage de ses

gouttes, qu'on lui réitérât le cataplasme, & lui prescrivis en outre ce qui suit.

Repetatur Haustulus postremò præscriptus, & quartis horis bibatur.

Mitte Haustulos duos.

℞. *Florum Sulphuris scrupulos quatuor, Cremoris Tartari scrupulos duos, Conservæ Fructuum Cynosbati duas drachmas, Syrupi Baccarum sambuci duas uncias & semis, Olei Amygdalarum dulcium unciam unam ; misceantur, & fiat Linctus pectoralis, de quo subindè capiat aliquantillum.*

§. 437. Lorsque j'y retournai le soir, je lui trouvai à peu près les mêmes symptômes que le matin, excepté qu'il étoit dans un plus grand délire, & qu'il avoit la respiration plus difficile, le vermeil qui s'étoit répandu sur ses joues,

étoit devenu d'un rouge foncé &
plus étendu, son pouls étoit encore vîte, mais beaucoup plus foible, ses urines ne déposoient aucun sédiment. Je lui prescrivis ce
qui suit.

℞. *Antimonii diaphoretici, Musci
Corallini præparati, Salis Absinthii,
singulorum grana quinque, Aquæ Pulegii drachmas quinque, aquæ Cinnamomi fortis, Syrupi è succo Limonum, Syrupi Balsamici, singulorum
drachmam unam, Spiritus Nitri dulcis
guttas septem; misceantur, & fiat
Haustulus attenuans, & cardiacus,
omni trihorio bibendus.*

℞. *Spiritus Vini Camphorati, Spiritus Lavendulæ compositi, Aquæ
Hungaricæ, Aceti Vini albi, singulorum drachmas duas; misceantur pro
Potu cephalico, quo Nucha, Tempora, Nares, & Carpi subinde foveantur.*

℞. *Aquæ Lactis alexiteriæ duas uncias & semis, Aquæ Cinnamomi fortis unciam unam, Spiritus Nitri dulcis guttas triginta, Spiritus Lavendulæ compositi, Syrupi Balsamici, singulorum drachmas duas; misceantur, & fiat* Julapium cardiacum ; *cujus capiat unum Cochleare in Languoribus.*

Emplastra Epispastica *Tibiis internis applicentur.*

§. 438. Je retournai le voir le lendemain, & j'appris qu'il avoit été plus tranquille cette derniere nuit qu'il n'avoit été la précédente, il avoit pris régulierement sa potion qui lui avoit fort bienfait. Les fomentations l'avoient beaucoup soulagé & l'avoient rafraichi, & il avoit souvent demandé qu'on les lui réitérât. Sa chaleur étoit un peu tombée, son pouls étoit plus

lent & plus fort, il avoit la refpiration plus libre & fon délire étoit
paffé. J'ordonnai qu'on lui fit continuer l'ufage de fa potion, de fes
gouttes, & que l'on réitérât de
mêmes les fomentations : je l'en-
gageai à prendre quelquefois de
fon Look, qui n'étoit point de fon
goût & qui lui répugnoit quoiqu'il
fut affez agréable : & comme
il n'avoit point été à la felle depuis la nuit du Samedi précédent,
& qu'il avoit eu la tête fi déran-
gée. Je lui ordonnai le lavement
fuivant.

℞. *Salis vulgaris fcrupulum unum ;
diffolve in Aquæ Pulegii una uncia,
dein adde Syrupi de Spinâ Cervinâ,
Syrupi Rofarum folutivi, fingulorum
drachmas duas, Olei Olivarum unciam femis, Olei feminum Anifi,
Olei fuccini, fingulorum guttas quatuor, & fiat Clyfter tepidè injiciendus ad Alvum follicitandum.*

§. 439. Lorfque J'y retournai fur le foir, je trouvai que fa fievre étoit encore diminuée, on lui avoit donné le lavement, mais il ne lui avoit procuré aucune felle. On n'avoit pû l'engager à prendre de fon Look, quoique fa toux l'incommodât quelquefois beaucoup. Je lui ordonnai ce qui fuit.

℞. *Spermatis Ceti drachmam unam ; diffolve cum Vitelli Ovi recentis quantitate fufficienti ; dein addè Aquæ Pulegii, Aquæ Cinnamomi tenuis, fingulorum femunciam, Syrupi Balfamici unciam unam, & fiat Miftura pectoralis, cujus capiat Cochleare parvulum fubinde Tuffi urgente.*

℞. *Aluminis crudi pulverati femunciam, Mellis ad Spiffitudinem debitam Cocti quantitatem fufficientem, & fiant Suppofitoria duo, quorum unum oleo illitum craftino Manè, fi opus fuerit, indatur ad Alvum folicitandum.*

℞. Antimoni

℞. *Antimonii diaphoretici, Musci Corallini præparati, Salis Absinthii, singulorum grana quinque, Aquæ Cinnamomi tenuis dracmas sex, Syrupi è succo Limonum, Syrupi Balsamici, singulorum drachmam unam, Spiritus Nitri dulcis guttas quinque; misceantur, & fiat* Haustulus *attenuans, octavis horis bibendus.*

§. 440. Le lendemain matin, je le trouvai beaucoup mieux, tous les symptômes de sa fievre étoient beaucoup diminués, la couleur de son visage étoit aussi beaucoup tombée. Ses urines déposoient un petit sédiment blanchâtre assez bien conditionné. Sa toux subsistoit toujours, mais il prenoit alors assez volontiers de son Look, qu'il préferoit à sa potion pectorale. J'ordonnai seulement que l'on réitérât la derniere potion, dont je lui fis envoyer deux doses, une pour le foir & l'autre pour le lendemain matin.

§. 441. Le Mercredi 22 Mai, je le trouvai tout a fait fans fievre, fes urines dépofoient un trés-bon fédiment, enfin tout alloit bien. Pour hater le recouvrement de fa fanté & de fes forces, & pour prévenir les rechûtes, je lui ordonnai les gouttes fuivantes.

℞. *Elixir Proprietatis femunciam, cujus capiat guttas viginti Vefperi & Mane in Fruftulo facchari albi.*

§. 442. Au moyen de ces précautions & de ces remédes, ce jeune homme échappa d'une fievre accompagnée de quelques fymptômes très-dangereux.

OBSERVATION XXXVIII.

§. 443. Le Samedi 25 Mai 1734. on vint fur le foir me prier d'aller voir Mademoiselle A--- P---, âgée d'environ huit ans. Sa mere me dit qu'il y avoit environ un mois qu'il lui étoit survenu des éruptions accompagnées de fievre, que ces éruptions avoient duré environ une semaine, que pendant ce temps là elle avoit eu un grand mal de gorge, que la fievre avoit encore continué quelque temps après que les éruptions avoient disparu. Surquoi on lui avoit tiré quatre onces de sang.

§. 444. Sa mere me dit encore que depuis ce temps, elle avoit toutes les nuits un accès de fievre, & que plusieurs semaines auparavant & depuis, elle s'étoit quelquefois plainte de tranchées dans le ventre. Elle me dit encore que le jour précédent, c'est-à-dire le 24 Mai, sa fille avoit paru fort gaye, en bonne disposition, & qu'elle avoit joué avec les autres enfans, que ce même jour là, sur les quatre à cinq heures du matin, elle s'étoit trouvé, fort mal, qu'elle s'étoit plaint de son eſtomac, & qu'elle avoit vomi beaucoup : Mais que vers une heure d'après-midi, elle avoit rendu des urines d'une couleur de caffé très-foncée qui avoient dépoſé quelque temps après un ſédiment d'une couleur noirâtre. Elle étoit fort altérée, elle avoit la peau brûlante, son pouls étoit très-vîte & aſſez fort, elle avoit auſſi la reſpiration très-prompte ; elle étoit allée deux fois à la ſelle ce jour là. J'ordonnai son régime & ſa boiſſon conformément aux régles que j'ai établies en pareil cas, & lui preſcrivis ce qui ſuit.

℞. *Muſci Corallini præparati, Antimonii diaphoretici, ſingulorum grana quinque, Salis Prunellæ, Salis Abſinthii, ſingulorum grana duo, Aquæ Menthæ drachmas ſex, Sy-*

rupi è succo Limonum, Syrupi Bal-
samici, singulorum drachmam unam,
Spiritus Nitri dulcis guttas quinque;
misceantur, & fiat Hauſtulus attenuans, *tertiis vel quartis horis biben-*
dus, Phialâ prius agitatâ.

§. 445. Lorſque j'y retournai le
lendemain midi, on me dit qu'elle
avoit beaucoup dormi la nuit,
mais qu'elle s'étoit ſouvent éveil-
léc en frayeur. Je la trouvai à peu
près dans le même état qu'elle
étoit la veille par rapport à la chaleur, à ſon pouls, à ſes urines &
à la reſpiration. Elle étoit auſſi
toujours fort altérée. J'ordonnai
qu'on lui fit continuer l'uſage de
la potion que je lui avois preſcrite
le jour précédent : j'y ajoutai les
gouttes ſuivantes.

℞. *Spiritus Vitrioli drachmam u-*
nam, Spiritus Vini rectificati drach-
mas tres, & fiat Miſtura, *cujus su-*

bindè capiat in Haustu Decocti Hordei, vel Malvæ guttas numero sufficiente ad moderatam aciditatem.

§. 446. J'y retournai le même jour, entre sept à huit heures du soir. On me dit qu'elle étoit allée à la selle depuis midi. Je trouvai la chaleur beaucoup diminuée ; elle avoit la respiration plus libre, son pouls n'étoit pas non plus si vîte, mais il étoit assez fort & assez égal, quant au temps & à la force ; ses urines avoient aussi changé, & n'étoient plus noires. Je lui prescrivis ce qui suit.

℞. *Antimonii diaphoretici grana quinque, Salis Prunellæ grana tria, Salis Absinthii, Coccinellæ, singulorum grana duo, Aquæ Menthæ drachmas sex, Syrupi è succo Limonum, Syrupi Balsamici, singulorum drachmam unam, Spiritus Nitri dulcis guttas septem ; misceantur, & fiat*

Hauftulus, *tertiis vel quartis horis*
bibendus, Phialâ prius agitatâ.

℞. *Florum Sulphuris fcrupulos duos,*
Cremoris Tartari fcrupulum unum ,
Confervæ Fruéluum Cynofbati drach-
mam unam, Syrupi Baccarum fam-
buci drachmas decem, Olei Amygda-
larum dulcium femunciam , & fiat
Miftura peétoralis , *cujus fubinde*
capiat drachmam unam.

§. 447. J'y retournai deux fois
le lendemain, je trouvai chaque
fois que fa fievre diminuoit, & que
fes urines étoient mieux colorées :
Surquoi je lui fis continuer l'ufage des gouttes que je lui avois
ordonné le jour précédent. Je recommandai qu'on lui en fit prendre de cinq heures en cinq heures. Je lui fis auffi continuer fa
potion peétorale.

§. 448. Lorfque je fus la voir le
Mardi 28 Mai, je la trouvai fans

fievre ; pour prévenir toutes re-
chutes. J'ordonnai qu'on lui réitérât le mêlange que je lui avois
prescrit le 26, & qu'on le lui fit
prendre comme la premiere fois.

§. 449. Je retournai la voir le
Mercredi 29 Mai, je la trouvai
encore sans fievre, & reprenant
continuellement ses forces ; ses
urines avoient repris leur couleur
naturelle, mais comme elle avoit
trainé sa fievre pendant plusieurs
semaines, je jugeai à propos qu'elle continuât pendant quelque
temps l'usage d'un reméde qui lui
avoit été si salutaire ; c'est pourquoi je lui fis continuer l'usage
de sa derniere potion , & d'en
prendre de six heures en six heures. Au moyen de ces Remédes
elle se débarrassa heureusement de
sa fievre, & vint à bout de corriger la disposition morbifique de
son sang, qui en étoit la source.
Depuis ce temps là elle a toujours
joui

joui d'une parfaite santé.

§. 450. La couleur noire de ses urines, & le sédiment noirâtre qu'elles déposoient dans le fort de sa fievre, venoient, à mon avis, de la grande attrition des fluides & des solides.

CHAPITRE XIX.

Observations sur quelques Fiévres Inflamatoires universelles, particulierement sur celles que l'on appelle Rheumatiques ; avec quelques Observations sur le Pourpre.

OBSERVATION XXXIX.

§. 451. LE Mardi 2 Juin 1730. on me pria d'aller voir Madame S---- de Witham, dans le Comté d'Effex, âgée d'environ cinquante-cinq ans, qui avoit été prife d'une fievre continue le jour précédent. Elle fe plaignoit de fouffrir par tout de grande douleurs ; fes yeux paroiffoient enflammés ; elle avoit quelquefois du délire ; fa refpiration étoit prompte & courte ; elle étoit fort altérée & avoit une tous très-incommode ;

elle avoit le pouls vîte & assez fort & la peau très-chaude. Je lui fis donner un lavement émollient & lui ordonnai ce qui suit.

℞. *Salis Nitri, Florum Sulphuris, Lapidis Contrayervæ, singulorum grana septem, Salis succini volatilis Coccinellæ, Croci, Myrrhæ singulorum grana duo, Syrupi Baccarum sambuci quantitatem sufficientem ; misceantur, & fiat* Bolus *dissolvens, & attenuans; immediate sumendus, & horis sextis repetendus, superbibendo* Haustum *Pseudo-Theæ cum Melissâ præparatæ.*

℞. *Salis Absinthii scrupulos duos, Aquæ Lactis alexiteriæ sex uncias, Aquæ Cinnamomi fortis sescunciam, Spiritus Nitri dulcis guttas quadringinta, Syrupi è succo Limonum, Syrupi Balsamici, singulorum drachmas duas ; misceantur, & fiat* Julapium *attenuans ; de quo capiat Cochlearia tria horis tertiis.*

℞. *Spiritus Vitrioli dulcis, Tinctura Croci, singulorum drachmas duas, & fiat Mistura; cujus subindè capiat guttas viginti, vel triginta in Haustu Decocti Cornu Cervi Rasurarum, cum aliquantillo Vini albi.*

℞. *Aquæ Lactis alexiteriæ duas uncias, & semis, Aquæ Bryoniæ compositæ, unciam unam, Spiritus Lavendulæ compositæ, Tincturæ Myrrhæ, singulorum guttas triginta, Spiritus Vitrioli dulcis guttas quindecim, Syrupi Diacodii semunciam; misceantur, & fiat Julapium, de quo capiat unum Cochleare largum subindè in languoribus.*

Mitte Bolos tres.

§. 452. Je fus la voir le 4 Juin, je trouvai que sa fievre étoit un peu diminuée, & que ses douleurs n'étoient pas si universelles, mais elle se plaignoit beaucoup d'une douleur dans le dos. Je lui ordonnai ce qui fuit.

℞. *Antimonii diaphoretici fcrupulos duos, Lapidis Contrayervæ, Diafcordii fine Melle, Coccinellæ, fingulorum fcrupulum unum, Salis Abfinthii fcrupulos duos, Aquæ Lactis alexiteriæ feptem uncias, Aquæ Bryoniæ compofitæ, Syrupi de Althææ, fingulorum femunciam, Tincturæ Caftorei Carminativæ guttas fexaginta; mifceantur, & fiat Julapium ; de quo tertiâ quâque horâ capiat Cochearia duo larga, Phialâ prius agitatâ.*

℞. *Spiritus Nitri dulcis drachmas duas, cujus capiat guttas viginti in Hauftu Decocti Cornu Cervi Rafurarum, fubindè fiti urgente.*

§. 453. Le Vendredi 5 , on envoya quelqu'un me dire, que la fievre étoit un peu tombée, mais que fa douleur étoit toujours la même, furquoi je lui ordonnai de continuer l'ufage du Julep & des gouttes que je lui avois ordonné le jour d'auparavant, & lui prefcrivis ce qui fuit.

℞. *Spermatis Ceti, Speciei Diatragacanthi frigidi, fingulorum drachmam unam, Confervæ Fructuum Cynofbuti femunciam, Syrupi Baccarum fambuci drachmas fex, Olei Amygdalarum dulcium femunciam, & fiat fecundum artem* Miftura *emolliens; de quâ capiat drachmas duas, fecundis horis, durante dolore.*

§. 454. Le lendemain on me fit dire qu'elle n'avoit plus de fievre, que fa douleur avoit un peu diminué, mais qu'elle n'étoit pas encore tout a fait paffée; furquoi je lui ordonnai ce qui fuit.

℞. *Olei Amygdalarum dulcium femunciam, Olei Juniperi chymici gut-*

tas quatuor, Olei Nucis Moscatæ guttas tres, Syrupi de Althæâ, Syrupi Diacodii, singulorum drachmas sex, & fiat Mistura; cujus sextis vel octavis horis capiat semunciam; Phialâ prius bene agitatâ.

§. 455. Le Dimanche 7 Juin, on me donna avis, qu'elle continuoit toujours sans fievre, mais que sa douleur se faisoit quelquefois sentir très-vivement. Pour y remédier, je lui ordonnai le mélange suivant qui fut assez efficace pour lui enlever sa douleur, & pour la débarrasser tout à fait des retours de ce symptôme.

℞. *Spermatis Ceti scrupulos duos, Salis Absinthii scrupulum unum, Aquæ Lactis alexitæriæ tres uncias, Syrupi de Althæâ, Syrupi Diacodii, singulorum semunciam, Tincturæ Castorei Carminativæ guttas quadraginta, & fiat Mistura; de quâ capiat*

Cochlearia duo larga, horis secundis, urgente dolore, Phialâ prius agitatâ.

OBSERVATION XL.

§. 456. Le Lundi 6 Décembre 1731. on vint me prier de voir la femme de Mr. M---- D----. de Witham, dans le Comté d'Essex, âgée d'environ trente ans ; elle étoit accouchée depuis peu & avoit été prise le Samedi précédent d'une sievre continue accompagnée de douleurs très-aigues autour du cœur, dans la région des reins & ailleurs ; elle avoit beaucoup de peine à respirer & se plaignoit souvent de grands maux d'estomac. Je lui ordonnai un Julep, fait avec la *poudre d'yeux d'Ecrevisse, la pierre de Contrayerva, le sel d'Absinthe, l'eau Alexitere de lait, l'eau de Menthe, l'esprit de Nitre dulcifié.* Ce reméde adoucit son mal d'estomac & calma sa sievre.

§. 457. Je fus la voir le lendemain fur le foir, je la trouvai dans l'intervalle de fa fievre : fes douleurs n'étoient pas fi violentes, fes urines étoient de couleur d'une teinture de Saffran foncée. Je lui ordonnai ce qui fuit.

℞. *Antimonii diaphoretici, Lapidis Contrayervæ, fingulorum fcrupulum unum, Radicis Tormentillæ, Coccinellæ, fingulorum drachmam femis, Salis Abfinthii fcrupulos duos, Croci grana octo, Aquæ Lactis alexiteriæ duas uncias, & femis, Aquæ Cinnamomi fortis fefcunciam, Sacchari albiffimi quantitatem ad faporem gratum fufficientem; mifceantur, & fiat* Julapium*; de quo capiat unum Cochleare largum omni trihorio, Phialâ prius agitatâ, fuperbibendo Hauftum Pfeudo-Theæ cum Melifsâ præparatæ. Capiat etiam Florum Sulphuris femi-drachmam omni Mane in Hauftulo Lactis tepidi.*

§. 458. Le 8 Décembre, elle étoit un peu mieux, je lui ordonnai de continuer l'usage du Julep que je lui avois indiqué le jour précédent, ce qu'elle fit. Sa fievre eut une intermission de huit heures, après quoi elle la quitta. Elle prit en tout trois phioles du Julep que je lui avois prescrit le dernier, mais avant que de finir la troisiéme, elle étoit débarrassée de sa fievre & de tous les symptômes qui l'accompagnoient. J'appelle fievre *Rhumatique*, ces deux sortes de fievres dont je vient de rapporter des exemples. §. 451. 456. pour les raisons que j'ai données §. 228.

OBSERVATION XLI.

§. 459. Le Dimanche 6 Avril 1729. on envoya me chercher sur le soir, pour aller voir Mr. Pledger de Little Baddow, dans le

Comté d'Essex, âgé de soixante-
un an. Sur les onze heures du
matin, il avoit été pris de frissons
& de tremblemens qui l'avoient
poursuivi jusqu'à midi & demi,
après quoi il se trouva dans un
grand feu & fort agité ; il étoit
resté dans cette situation . se plai-
gnant de violentes douleurs dans
le dos, dans les cuisses, dans les
genoux, & quelquefois par tout le
corps. Il avoit beaucoup de peine
à respirer, il étoit fort incommodé de la toux & n'avoit point du
tout de repos, soit qu'il fut couché
ou hors de son lit. Je lui ordonnai
ce qui suit.

℞. *Radicis Serpentariæ Virginia-*
næ grana quinque, Lapidis Contra-
yervæ, Florum Sulphuris, singulo-
rum grana decem, Castorei Russiæ,
Myrrhæ, Croci, singulorum grana
duo, Camphoræ granum unum, Sy-
rupi Violarum quantitatem sufficien-

tem; misceantur, & fiat Bolus attenuans inaurandus, & horis octavis sumendus, superbibendo Haustum Liquoris cujuslibet.

℞. *Antimonii diaphoretici scrupulos duos, Coccinellæ grana triginta, Salis Absinthii drachmam unam, Aquæ Lactis alexiteriæ quatuor uncias, Aquæ Menthæ duas uncias, Aquæ Bryoniæ compositæ sescunciam, Succi Limonum recenter expressi semunciam, & fiat* Mistura dissolvens, *& attenuans; cujus capiat unciam unam tertiis horis, Phialâ prius agitatâ.*

℞. *Spiritus Nitri dulcis drachmas duas, cujus subinde capiat guttas quindecim, vel viginti in Haustu cujuslibet Liquoris.*

Emplastra Epispastica Brachiis *applicentur.*

§. 460. Le lendemain 7 du même

mois, on dépêcha quelqu'un dans l'après-midi, pour me dire qu'il avoit toujours été dans une grande agitation pendant toute la nuit, & que ni sa fievre, ni ses douleurs n'avoient amendé en rien. Je lui ordonnai ce qui suit.

Persistat in usu Boli hesternâ nocte præscripti.

℞. *Antimonii diaphoretici, Lapidis Contrayervæ, Salis Absinthii, singulorum scupulum unum, Aquæ Lactis alexiteriæ unciam unam, Aquæ Menthæ, Aquæ Bryoniæ compositæ, singulorum sescunciam, & fiat* Mistura cardiaca, *cujus capiat unum Cochleare largum octavis horis temporibus intermediis, & pro re nata, Phialâ prius agitatâ.*

℞. *Spermatis Ceti scrupulos duos, Olei Amygdalarum dulcium semunciam, Olei Juniperi guttas duodecim optimè misceantur, dein adde Syrupi de Althææ, Syrupi Diacodii, singulorum drachmas sex, & fiat Mistura emolliens & anodyna, cujus immediate capiat semunciam, & repetatur Dosis horis octavis, si opus fuerit, Phialâ prius agitatâ.*

§. 461. Je fus le voir sur le soir. Sa douleur étoit tant soit peu diminuée. Quant aux autres symptômes ils étoient à peu près dans le même état. Je lui fis continuer l'usage des remédes que je lui avois ordonné précédemment, & lui ordonnai de prendre une ceuillérée du Mêlange émollient sur les deux heures du matin, en cas que ses douleurs ne se calmassent point, s'il étoit trop agité, ou qu'il ne pût dormir.

§. 462. Le Mardi 8 Avril, on me fit dire qu'il n'avoit pas beaucoup dormi pendant la nuit, mais que ses douleurs s'étoient calmées,

maîs qu'il étoit si foible que quelquefois il tomboit en défaillance.
Je lui ordonnai ce qui suit.

*Pergat in Methodo antea præs-
criptâ.*

℞. *Antimonii diaphoretici, Lapidis Contrayervæ, Salis Absinthii, singulorum scrupulum unum, Coccinellæ
grana decem, Croci grana quatuor,
Aquæ Menthæ sescunciam , Aquæ
Lactis alexiteriæ , Aquæ Bryoniæ
compositæ, singulorum unciam unam,
Aquæ Cinnamoni fortis semunciam ,
Tincturæ Castorei Carminativæ drachmam , & fiat Mistura cardiaca ; cujus subindè capiat unum Cochleare largum , ut opus fuerit.*

℞. *Cornu Cervi Rasurarum uncias
duas domi cum Aquæ Fontanæ libris
tribus ad duas libras coquendas , &
Liquor colatus sit pro uno genere
Potûs.*

§. 463. Je retournai le voir dans

l'après-midi, & le trouvai un peu mieux, à un hoquet près, dont il avoit été un peu tourmenté. Je lui fis continuer encore l'ufage des remédes que je lui avois prefcrit le jour précédent, & lui ordonnai de joindre une ceuillerée de la potion cordiale que je lui avois ordonné le matin, en cas que fon hoquet revint.

§. 464. Le Mercredi 9 Avril, on m'écrivit pour me faire fçavoir qu'il étoit mieux, qu'il avoit affez bien dormi la nuit précédente, que fa toux s'étoit calmée, qu'il refpiroit avec plus de facilité, & que fon vifage avoit repris une meilleur couleur. On me marquoit de plus, que fes urines étoient toujours claires, & qu'elles ne dépofoient aucun fédiment ; enfin qu'il avoit pris exactement tous fes remédes. J'ordonnai qu'il continuât l'ufage de fon bol. Je lui fis envoyer de chez fon Apotiquaire

une

une demi once d'esprit de Nitre dulcifié, & je recommandai qu'on lui fit prendre ses remédes comme auparavant.

§. 465. Le Jeudi 10 Avril, on envoya me dire que la fievre continuoit toujours, mais qu'elle n'étoit pas aussi forte qu'auparavant, que quelquefois sa toux l'incommodoit encore beacoup, & que ses urines étoient à peu près dans le même état qu'auparavant. Surquoi je lui ordonnai ce qui suit.

℞. *Conservæ Fructuum Cynosbati semunciam, Florum Sulphuris scrupulos duos, Cremoris Tartari, Salis Prunellæ, singulorum grana decem, Syrupi Baccarum sambuci unciam unam, Olei Amygdalarum dulcium semunciam, secundum artem misceantur, & fiat* Linctus pectoralis ; *de quo subinde capiat aliquantillum.*

℞. *Antimonii diaphoretici scrupu-*

los duos, Lapidis Contrayervæ, Coc-
cinellæ, singulorum scrupulum unum,
Salis Absinthii, drachmam unam,
Croci grana octo, Aquæ Lactis alexi-
teriæ, Aquæ Menthæ, singulorum
tres uncias, & semis, Aquæ Bryoniæ
compositæ unciam unam; misceantur,
& fiat Julapium; de quo capiat Co-
chlearia tria omni trihorio, Phialâ
prius agitatâ.

℞. *Radicis Serpentariæ, Virgi-*
nianæ, Nucis Moscatæ, Florum
Sulphuris, Lapidis Contrayervæ,
Salis Prunellæ, singulorum grana
quinque, Castorei Russiæ, Croci,
Myrrhæ, singulorum grana duo,
Camphoræ granum unum, Syrupi
de quinque radicibus aperientibus
quantitatem sufficientem; miscean-
tur, & fiat Bolus Mane & Vesperi
sumendus, superbibendo Haustum
Liquoris cujuslibet.

§. 466. Le Vendredi 11 Avril

je n'en entendis point du tout parler.

§. 467. Le lendemain matin, on m'écrivit pour m'informer qu'il avoit assez bien passé la nuit, que cette nuit & une bonne partie du jour précédent, il avoit été continuellement dans une légere sueur qui l'avoit beaucoup affoibli, mais qu'à cette foiblesse près, il étoit beaucoup mieux, que ses urines déposoient un sédiment assez copieux, qu'il avoit envie de me revoir. J'y retournai en conséquence, je le trouvai sans fievre & sans douleurs, mais sa toux n'étoit pas encore tout a fait passée. Je lui ordonnai les remédes suivans : & ils ont si bien fait qu'il n'a plus eu besoin de moi, & je n'ai point entendu parler qu'il ait eu aucune rechute.

℞. *Balsami Capivi unciam unam, cujus capiat guttas viginti & quinque*

*Vesperi & Mane, cum aliquantillo
facchari albi Pulveris miftas.*

℞. *Tincturæ facræ uncias quatuor,
Tincturæ Caftorei Carminativæ, guttas triginta, Spiritus Lavendulæ compofiti guttas quadraginta, Salis fuccini volatilis grana quatuor, & fiat
Miftura ; cujus capiat unciam unam
horis duabus ante prandium, & cœnam.*

OBSERVATION XLII.

§.468. Le premier Janvier 1730.
on me pria de donner une Confultation pour M. J---- W---, Cordonnier la de Paroiffe de Witham,
âgé de trente ans. Il avoit une
toux continuelle depuis la Saint
Michel précédente, & fe plaignoit
de rhumatifmes depuis un mois.
Ses douleurs fe faifoient fentir,
difoit-il, principalement dans l'é-
paule, dans les poignets, dans les

articulations des doigts, dans les genoux, dans les pieds & dans les orteils; d'abord ces douleurs étoient ambulantes & se faisoient sentir d'une place à l'autre ; mais elles s'étoient fixées depuis dans toutes ces parties : il avoit la main gauche & les doigts, les pieds, les jambes & les orteils enflés. Il ne pouvoit branler ni souffrir qu'on lui touchat : il étoit fort altéré depuis quelques jours : ses urines étoient assez hautes en couleur : sa toux l'incommodoit beaucoup. Il avoit très-peu dormi les deux dernieres nùits : il avoit le ventre assez libre, mais il avoit très-peu d'appétit pour quelque chose que ce fut. Je lui ordonnai ce qui suit.

℞. *Radicis Serpentariæ Virginianæ, Seminum Anisi, singulorum scrupulum unum, Pulveris è Chelis Cancrorum simplicis, Salis Prunellæ, singulorum semidrachmam, Myrrhæ,*

Croci , Coccinellæ , singulorum grana octo , Camphoræ grana quatuor ; misceantur , & fiat Pulvis tenuissimus *, in partes quatuor æquales dividendus ; quarum capiat unam Vesperi & Mane , cum aliquantillo Theriacæ vulgaris mistam , superbibendo Haustum seri Lactis , in quâ Folia Malvæ , & Flores Chamæmeli incocti fuerint.*

℞. *Conservæ Fructuum Cynosbati , Florum Sulphuris , singulorum drachmas duas , Salis Prunellæ semidrachmam , Balsami Capivi guttas viginti , bene contundantur in Mortario ; dein adde Syrupi Baccarum sambuci duas uncias & semis , Olei Amygdalarum dulcium unciam unam , & fiat* Mistura pectoralis *; de quâ sæpe capiat drachmam unam , præcipuè tussi urgente.*

§. 469. Au moyen de ces remédes , en très-peu de jours il se débarrassa de sa fievre & de toutes ſes douleurs, ſa toux s'adoucit de jour à autre, & ſe paſſa auſſi en très-peu de temps.

OBSERVATION XLIII.

§. 470. Le 20 Octobre 1711. on me pria de donner une Conſultation pour Melle. S---- S----, d'Yeovil, dans le Comté de Somerſet, âgée d'environ dix ans; elle étoit attaquée du Pourpre dont elle étoit très-mal; elle avoit la peau fort enflammée, le pouls vîte & fort, & elle étoit fort altérée. Je lui preſcrivis le régime qu'elle devoit ſuivre, & lui ordonnai ce qui ſuit.

℞. *Antimonii diaphoretici, Salis Prunellæ, ſingulorum ſcrupulos duos, Salis Abſinthii, Salis ſuccini volatilis, Coccinellæ, ſingulorum grana ſeptem, Olei Menthæ chymici guttam unam; miſceantur, & fiat* Pulvis attenuans, *in partes quinque æquales dividendus, quarum capiat unam*

*quartâ quâque horâ cum uno Co-
chleare Syrupi de Rubo Idæo miſtam,
ſuperbibendo Hauſtum Liquoris cujuſlibet.*

℞. *Margaritæ præparatæ ſemi-
drachmam, Aquæ Fontanæ quatuor
uncias, Aquæ Cinnamomi fortis ſeſcunciam, Syrupi de Rubo Idæo ſemunciam, Spiritus Nitri dulcis guttas quadraginta; miſceantur, & fiat
Julapium cardiacum, de quo capiat
Cochlearia duo, ut opus fuerit.*

§. 471. Au moyen de ces Remédes, elle ſe débarraſſa de ſa
fievre en très-peu de temps, &
revint en parfaite ſanté.

OBSERVATION XLIV.

§. 472. Le Vendredi 28 Décembre 1733. on vint dans la matinée me prier d'aller voir Mr.
R---- P----. âgé de près de vingt-
cinq

'cinq ans. Il avoit été pris de frissons & de tremblemens le Mardi de la même semaine, qui furent suivis d'une fievre continue très-violente, accompagnée de mal de gorge, de beaucoup de peine à avaller, de toux & de difficulté de respirer. On lui avoit tiré huit onces de sang; on lui avoit aussi donné l'Emétique. Malgré toutes ces évacuations, il alloit toujours de plus mal en plus mal. Lorsque je fus le voir, je lui trouvai le pouls vîte & fort, & la peau très-chaude. Il avoit la peau rouge par toute la surface de son corps, au visage, au col, au corps, aux bras, aux mains, aux cuisses & aux jambes: en appuyant avec le bout du doigt sur quelque partie, cette rougeur disparoissoit dans l'endroit qui devenoit blanc, mais elle revenoit tout aussi-tôt que l'on cessoit d'y appuyer. On me dit que cette couleur s'étoit ainsi emparée de tout fon corps, peu de temps après qu'il avoit été pris de mal.

§. 473. Il étoit fort enroué & fe plaignoit beaucoup de fon mal de gorge, de la difficulté qu'il avoit à refpirer & à avaller. Il avoit auffi quelquefois de grands maux d'eftomac. Il avoit la langue chargée, blanche & féche. Ses urines étoient hautes en couleur, & dépofoient un petit fédiment léger d'une couleur brunâtre. Il avoit fué un peu le matin, furquoi fon Domeftique avoit fait chauffer une chemife blanche qu'il avoit changée, & le fit lever pour faire fon lit, mais il s'évanouit tout de fuite & l'on fut obligé de le remettre au lit le plus promptement qu'il fut poffible. Il étoit allé cinq fois à la felle affez librement depuis le jour précédent. Je lui ordonnai ce qui fuit.

℞. *Boli Armeniæ*, *Coccinellæ*, *fin-*

gulorum grana quinque, Salis Prunellæ grana septem, Croci grana tria; misceantur, & fiat Pulvis pro una Dosi, sextis horis sumendâ cum uno Cochleari Julapii sequentis mistâ, superbibendo Cochlearia duo ejusdem.

℞. Aquæ Lactis alexiteriæ quatuor uncias, Aquæ Menthæ tres uncias, & semis, Syrupi Baccarum sambuci, Syrupi Balsamici, singulorum drachmas duas, Spiritus Nitri dulcis guttas viginti; misceantur, & fiat Julapium.

℞. Spermatis Ceti sesquidrachmam, Lactis Sulphuris semidrachmam, Olei Amygdalarum dulcium drachmas sex, Mellis uncias duas, Syrupi Balsamici unciam unam; misceantur secundum artem, & fiat Linctus pectoralis; de quo frequenter capiat aliquantillum.

℞. Spiritus Vitrioli, Spiritus Vini

rectificati , singulorum drachmas duas, & fiat Mistura ; de quâ capiat in Haustu Aquæ Fontanæ , parum , edulcatæ, tot guttas quot sufficiant ad moderatam aciditatem , bis , ter , quaterve in die , præcipuè siti urgente.

℞. *Radicis Tormentillæ sescunciam , Coccinellæ grana decem , coquantur cum Aquæ Fontanæ sufficienti quantitate ad uncias octo; dein Liquori colato adde Vini Rhenani selibram , Sacchari albissimi quantitatem sufficientem ad gratum saporem , & fiat Apozema cardiacum ; cujus tepidè bibat Cyathum subinde , ut opus fuerit.*

§. 474. Lorsque je retournai le voir le lendemain matin, je trouvai sa fievre beaucoup diminuée, il n'avoit plus le pouls si vîte, ni si fort, sa chaleur & son altération étoient aussi diminuées, la couleur rouge de sa peau commençoit à se dissiper, sa langue étoit plus moite, & plus propre, mais il étoit plus enroué : il avoit la respiration plus libre, ses urines n'étoient plus d'une couleur si foncée, & le sédiment qu'elles déposoient étoit tant soit peu plus blanc. Il ne toussoit plus si fréquemment, cependant la moindre chose qu'il buvoit le faisoit tousser : il se plaignoit encore beaucoup de son mal de gorge. Il n'avoit été que deux fois à la selle, depuis le jour précédent, vers les quatre heures après-midi. Je lui ordonnai de continuer l'usage de son Look & de ses gouttes, & j'y ajoutai ce qui suit.

℞. *Lapidis Contrayervæ, Coccinellæ, singulorum grana quinque, Salis Prunellæ grana sex, Boli Armeniæ, Croci, singulorum grana tria ; misceantur, & fiat Pulvis, pro und Dosi sextis horis sumenda, cum uno Cochleari Julapii hesterno die prescripti superbibendo Cochlearia duo ejusdem.*

℞. *Balsami Capivi guttas quindecim; dissolvantur cum Vitelli recentis
ovi drachmâ unâ; dein adde Syrupi
Balsamici drachmas tres, Aquæ Pulegii semunciam; misceantur, & fiat
Haustulus attenuans & sanans,
Vesperi, & Mane bibendus.*

§. 475. Le même jour la grande
mere du malade envoya chercher
une personne fort renommée pour
la cure des maux de gorge, dont
la pratique consistoit a y injecter
avec une seringue quelque liqueur
appropriée à la maladie.

§. 476. J'y retournai le lendemain 30 Décembre. La Gardien-
ne me dit que la fievre lui avoit
paru passée l'après-midi du jour
précédent, mais qu'elle étoit revenue sur les sept heures du soir,
& qu'elle avoit continué jusqu'à
onze, après quoi elle s'étoit encore passée jusqu'à trois heures

du matin, qu'elle avoit recommencé & duré à peu près jusqu'à six. Je lui trouvai la langue nette, la respiration plus libre, son pouls étoit aussi en meilleur état & la chaleur de sa peau étoit plus tempérée, que lorsque je l'avois vû la derniere fois. On lui avoit fait plusieurs injections dans la gorge, & il avoit rejetté en conséquence, quantité de vilaines matieres, en partie glaireuses & visqueuses, & en partie purulentes semblables au pus des tumeurs qui font en suppuration. Mais il étoit toujours si enroué qu'il étoit très-difficile de bien entendre ce qu'il vouloit dire. Je lui ordonnai ce qui suit.

℞. *Salis Prunellæ grana septem, Coccinellæ grana quinque, Croci grana duo, Aquæ Lactis alexiteriæ unciam unam, Aquæ Menthæ drachmas sex, Syrupi Balsamici drachmas*

R. iiij

duas ; misceantur, & fiat Haustulus, *quartis, vel sextis horis bibendus.*

℞. *Conservæ Fructuum Cynosbati semunciam, Syrupi Baccarum sambuci duas uncias, & semis, Olei Amygdalarum dulcium unciam unam ; misceantur, & fiat* Linctus pectoralis, *de quo subindè capiat aliquantillum.*

Repetatur Haustulus *hesterno die præscriptus, & Vesperi, & Mane bibatur.*

§. 477. J'y retournai le lendemain 31 Décembre, je le trouvai beaucoup mieux, il n'avoit point de fievre, & avoit fort bien dormi la nuit précédente, mais il me paru trop assoupi. Sa gorge alloit mieux, & nonobstant cela il restoit toujours fort enroué. Il étoit allé quatre fois à la selle depuis ma derniere visite, mais il n'avoit plus le ventre aussi mol qu'aupara-

vant. En conséquence, je lui ordonnai ce qui suit.

℞. *Balſami Capivi guttas viginti,
diſſolvatur Balſamum cum Vitelli recentis ovi drachmâ unâ; dein adde
Syrupi Balſamici drachmas tres, A-
quæ Pulegii ſemunciam; miſceantur,
& fiat* Hauſtulus *balſamicus horis
octavis bibendus.*

℞. *Spiritus Nitri dulcis, Tincturæ
Croci, ſingulorum dramam unam, &
fiat* Miſtura; *de quâ capiat guttas
vigenti, in Hauſtu Infuſi Theæ viridis cum Saccharo edulcati, bis in die.*

§. 478. Je le trouvai encore
ſans fievre le lendemain premier
de Janvier. Mais il avoit très-peu
d'appétit. Sa toux l'incommodoit
moins & il ne ſortoit plus une
auſſi grande quantité de matiere,
lorſqu'on lui réitéroit les injections
dans la gorge. Il étoit cependant

toujours fort enroué. Son pouls
étoit lent, égal & assez fort, sa
langue étoit nette & assez moite,
il étoit allé quatre petites fois à
la selle depuis la veille à midi, il
étoit extrêmément foible & abba-
tu. Je lui ordonnai ce qui suit.

℞. *Radicis Gentianæ grana decem,
Florum Sulphuris , Salis Prunellæ,
singulorum grana quinque , Camphoræ
grana tria, Croci grana duo; misceantur , & fiat* Pulvis, *sextis horis
sumendus cum uno Cochleari Julapii
sequentis; superbibendo Cochlearia duo
vel tria ejusdem.*

℞. *Aquæ Lactis alexiteriæ quatuor
uncias, Aquæ Menthæ tres uncias &
semis, Syrupi Balsamici semunciam;
misceantur , & fiat* Julapium.

Repetatur Haustulus balsamicus
*hesterno die præscriptus, & Vesperi
& Mane bibatur.*

§. 479. J'y retournai le lendemain 2 de Janvier, il étoit toujours sans fievre, son pouls étoit
fort égal & assez lent, ses urines
qui étoient de couleur de citron
ne déposoient ni sédiment ni nubicule, sa toux alloit toujours de
mieux en mieux, & il recommen-
çoit à reprendre sa voix naturelle.
Il avoit soupé la veille avec un
peu de Poudin, mais il n'y avoit
trouvé aucun goût, il étoit allé
trois fois à la selle depuis la veille
à midi. Je lui ordonnai ce qui
suit.

℞. *Radicis Gentianæ, Lapidis Con-*
trayervæ, singulorum grana decem,
Camphoræ grana tria, Croci grana
duo, Syrupi Balsamici quantitatem
sufficientem; misceantur, & fiat Bolus *inaurandus, & sextis horis sumen-*
dus, superbibendo Chlearia tria Jula-
pii hesterno die præscripti.

Repetatur Haustulus *die* Decem-

bris *trigeſſimo primo præſcriptus*, *&*
Veſperi & Mane bibatur.

§. 480. J'y retournai le 3 Janvier, je le trouvai toujours de mieux en mieux. Son enrouëment avoit auſſi beaucoup diminué. Je lui ordonnai ce qui ſuit.

Reparatur Hauſtulus *die* Decembris *trigeſſimo primo præſcriptus*, *&*
Veſperi mane bibendus.

℞. *Salis Prunellæ grana decem,*
Tincturæ ſacræ duas uncias, & fiat
Miſtura *lenitèr* purgans *, Craſtino*
Mane bibenda.

§. 481. J'y retournai le lendemain 4 Janvier, il continuoit toujours à reprendre ſes forces & à recouvrer ſa voix. Mais il avoit continuellement les eſprits fort abbatus. Surquoi je lui ordonnai ce qui ſuit.

℞. *Balfami Capivi drachmas duas,
cujus capiat guttas viginti bis in die,
cum aliquantillo Sacchari albi Pulveris miftas.*

℞. *Spiritus Cornu Cervi per fe,
Tincturæ Croci, fingulorum drachmam unam, & fiat* Miftura cardiaca; *cujus capiat guttas triginta, pro
re natâ, in Hauftu Aquæ Fontanæ
cum Cochlearibus aliquot Vini Cana-
rienfis.*

Reperatur Miftura *purgans hefterno die præfcripta, & Craftino Mane
bibatur.*

§. 482. On lui réitéra encore
une fois cette potion purgative.
Au moyen dequoi il reprit de l'appétit, fes forces augmenterent de
jour à autre. Enfin au moyen de
ces remédes il revint en parfaite
fanté, & n'a jamais eu aucune
rechute.

CHAPITRE XX.

Observations sur les Fièvres Inflammatoires particulieres, telles que l'Esquinancie & la Pleurésie.

OBSERVATION XLV.

§. 483. LE 9 Juin 1729. on me pria de voir J---- J---- de Whate - Nolley, dans le Comté d'Essex, pour lors âgé de trois ans & quatre mois. Le 7 du même mois, il avoit été pris d'une fievre continue, & il avoit une si grande inflammation à la gorge, qu'il ne pouvoit plus avaller aucune liqueur, quelque tenue qu'elle fût, sans beaucoup de peine : il avoit le ventre fort serré.

§. 484. Je lui ordonnai un lavement émollient, & lui prescrivis un régime émollient, & rafraichis-

fant en forme liquide. Je lui fis
appliquer de petits emplâtres vefficatoires aux bras, & lui ordonnai le mêlange fuivant , au moyen
de quoi fa fievre & fon inflammation fe diffiperent : Je le purgeai
enfuite avec la Manne.

℞. *Mufci Corallini præparati, Antimonii diaphoretici, Pulveris è Chelis Cancrorum fimplicis, fingulorum
grana quindecim, Salis Abfinthii grana octo, Salis Prunellæ grana quatuor, Aquæ Lactis alexiteriæ duas
uncias, Aquæ Pulegii fefcunciam,
Syrupi è fucco Limonum, Syrupi de
Althææ, fingulorum drachmas duas,
& fiat* Miftura diffolvens, *& attenuans ; cujus horis fextis capiat unum
Cochleare largum, Phialâ priùs agitatâ.*

OBSERVATION XLVI.

§. 485. Le 24 Décembre 1729.

vers midi, il me vint un Exprès de la part de Madame Susannah C---- de Totham, dans le Comté d'Essex, âgée d'environ quarante-huit ans, qui me dit que le soir précédent elle avoit été prise d'un mal de gorge qui ne lui permettoit pas de rien avaller, & qui avoit tellement augmenté, que dans le moment qu'il étoit parti, elle ne pouvoit seulement pas avaller plein une ceuilliere à Caffé. de quelque liquide que ce put être. Il me dit encore qu'on l'avoit saignée à la ranine & au bras, qu'elle avoit pris une potion purgative sur les deux heures du matin, & qu'on avoit mis derriere ses oreilles des emplâtres vessicatoires assez grands pour lui couvrir aussi tout le col. Je lui ordonnai ce qui suit.

℞. *Florum Sulphuris drachmas tres,*
Cremoris Tartari drachmam unam,
Coccinellæ

Coccinellæ grana decem, Mellis fef-
cunciam, Syrupi Baccarum fambuci,
Olei Amydalarum dulcium, fingulo-
rum unciam unam ; mifceantur, &
fiat Linctus *; de quo capiat drach-*
mam unam fingulis femihoriis.

℞. *Aquæ* Plantaginis, *Aceti acer-*
rimi, fingulorum uncias tres, Syrupi
Baccarum fambuci duas uncias ; mif-
ceantur, & fiat Gargarifmus *fre-*
quentèr & tepidè utendus.

℞. *Camphoræ fcrupulos duos,* Spi-
ritus Vini *rectificati fefcunciam,* Tinc-
turæ Myrrhæ *drachmas tres* , Tinc-
turæ Caftorei *drachmam unam ; mif-*
ceantur pro Fotu *; quo* Gula & Fau-
ces foveantur.

§. 486. Je fus la voir fur les
cinq heures du foir, & la trouvai à peu près comme on me l'a-
voit rapporté. Son pouls n'étoit pas
beaucoup plus vîte, ni plus fort

que dans l'état de fanté. La chaleur étoit affez tempérée; mais
elle fe plaignoit beaucoup de la
gorge, & difoit qu'elle ne pouvoit
prendre de fon Look, furquoi je
lui ordonnai d'en mettre dans fa
bouche de temps à autre à peu
près plein une ceuilliere à Caffé,
de l'y tenir pendant quelque temps
& de le cracher en cas qu'elle ne
put venir à bout de l'avaller, de
fe gargarifer fouvent, & en cas
qu'elle fe trouvât plus mal de me
le faire dire.

§. 487. La nuit fuivante, environ minuit, elle m'envoya dire
qu'elle alloit de mal en pire, &
qu'elle ne pouvoit plus rien avaller
du tout : En conféquence, je lui
ordonnai ce qui fuit.

Sanguis è Venis fublingualibus ex-
trahatur ad uncias quinque, vel fex.

℞. *Spermatis Ceti drachmas duas;*
Camphoræ, Abfinthii vulgaris ficca-

ti Semunciam, Unguenti Florum sambuci, Unguenti de Althæâ, singulorum semunciam, Olei succini drachmam unam: secundum artem misceantur pro Cataplasmate; cujus pars sufficiens super Pannum quatèr duplicatum extendatur, & Gulæ applicetur; & horis sextis eadem applicatio repetatur.

℞. *Radicis Althææ, Seminum Lini, singulorum sescunciam; coquantur cum Aquæ puræ sufficienti quantitate ad uncias viginti & septem; dein Liquori colato adde Spiritus Vini rectificati sescuntiam, Tincturæ Myrrhæ semunciam, Mellis Rosati uncias tres, & fiat Liquor tepidè per syphonem in guttur injiciendus.*

§. 488. Le même jour, c'est-à-dire, le 25 Décembre, je fus la voir vers midi ; sa gorge alloit mieux, au moins pouvoit-elle avaller quelque chose, quoique avec encore assez de peine. Je lui fis

continuer ce que je lui avois ordonné en dernier lieu, & lui ordonnai de plus d'avoir une drach-
me d'huile de Succin, dont elle
en verseroit trois gouttes sur un
morceau de Sucre, pour mettre
dans sa bouche, & qu'elle avalleroit
lorsqu'il seroit fondu : Ce qu'elle
devoit réitérer de trois heures en
trois heures.

℞. *Olei succini drachmam unam.*

§.489. Sur le soir, sa gorge avoit
tellement amendé, qu'elle se trouva en état de manger une soupe
qu'on lui avoit préparée avec du
bouillon de Mouton.

§. 490. Son mari vint me voir
le lendemain sur les neuf heures
du matin : il me dit qu'elle avoit
assez bien dormi la nuit précédente, (ce qui lui sembloit d'autant
plus étrange qu'elle n'avoit pû fer-
mer l'œil depuis qu'elle avoit été

prise du mal,) & que sa gorge alloit toujours de mieux en mieux. Je lui ordonnai ce qui suit, au moyen dequoi elle revint en parfaite santé.

℞. *Olei Succini drachmam unam, cujus eodem modo capiat guttas tres vel quatuor sextis horis.*

℞. *Florum Sulphuris, Conservæ Fructuum Cynosbati, singulorum drachmas duas, Syrupi Baccarum sambuci unciam unam, Olei Amygdalarum dulcium semunciam ; misceantur, & fiat* Linctus *; de quo frequentèr capiat aliquantillum.*

§. 491. Quand a ce cas ci, je dois observer, 1°. Que la matiere qui formoit la tumeur & l'inflammation des parties malades étoit dissoute, atténuée & dissipée, & qu'elle n'est jamais venue à suppuration. 2°. Que je fis réitérer la faignée à caufe de l'urgence des fymptômes, & pour occafionner une répulfion des vaiffeaux obf-trués ; que je la fis réitérer dis-je, pour un moindre mal afin d'en éviter un plus grand.

OBSERVATION XLVII.

§. 492. Le Samedi 8 d'Août 1730. dans la matinée on vint me prier d'aller voir Mr. J---- S---. de Witham, âgé-d'environ cinq ans. Il étoit attaqué d'une fievre, accompagnée d'une inflammation à la gorge fi grande qu'il ne pou-voit rien avaller fans beaucoup de peine & de douleur. Il étoit auffi fort incommodé des vers. Je lui ordonnai ce qui fuit.

℞. *Spiritus Cochleariæ hortenfis, Spiritus Lavendulæ compofiti, fingu-lorum drachmas duas, Spiritus Vini rectificati fefcunciam ; mifceantur pro*

Fotu; *quo Gula, & Fauces foveantur.*

℞. *Florum Sulphuris , Tartari albi , singulorum semidrachmam , Syrupi Baccarum sambuci , Syrupi de Al-thæâ , singulorum semunciam , & fiat Mistura ; de quâ frequentèr capiat aliquantillum.*

℞. *Aceti optimi duas uncias ; Spiritus Vini rectificati semunciam , Syrupi Baccarum sambuci semunciam; misceantur , & fiat Gargarismus frequenter utendus.*

§. 493. Lorsque j'y retournai sur le soir , je trouvai que sa gorge alloit un peu mieux, & qu'il avoit moins de peine à avaller : Surquoi je lui ordonnai ce qui suit.

℞. *Pulveris è Chelis Cancrorum simplicis , Musci Corallini præparati , singulorum grana quindecim , Anti-*

*monii diaphoretici grana decem, Salis
Absinthii grana octo, Salis Prunellæ grana quatuor, Aquæ Lactis alexiteriæ tres uncias, Succi Rutæ re-
centèr expreßi drachmas duas, Syrupi Balsamici, singulorum drachmas
tres ; misceantur, & fiat* Julapium
*dissolvens, & attenuans ; de quo
capiat semunciam secundis vel tertiis
horis, Phialâ prius agitatâ.*

℞. *Florum Sulphuris sesquidrachmam, Salis Absinthii grana decem,
Castorei Rußiæ, Camphoræ, singulorum grana quinque, Pulpæ Paßula-
rum Solis, Conservæ Rutæ, singulorum drachmas tres, Aquæ Pulegii
quantitatem sufficientem ; misceantur
secundum artem, & fiat* Cataplasma,
*cum Pannis linteis duplicatis Pedum
plantis applicandum.*

§. 494. Je retournai le voir l'a-
près-midi du 10 d'Août, & je trouvai qu'au moyen des remédes que
je

je lui avois ordonné fa fievre &
fon inflammation à la gorge étoient
diffipées. Surquoi je lui ordonnai
ce qui fuit.

℞. *Foliorum Sennæ, Seminum Carvi, fingulorum fcrupulum unum,
Mannæ Calabriæ drachmas tres, concoquantur cum Aquæ Fontanæ quantitate fufficienti ad uncias duas ; dein
coletur Liquor, & fiat* Apozema *lenitèr* purgans; *cujus craftino Mane
horâ feptimâ capiat Cochlearia duo ;
& fi in horis tribus Alvus non fuerit
liquida, tum horâ decimâ fumat Cochleare alterum.*

℞. *Æthiopis Mineralis fcrupulos
duos, Seminum Santonicorum fcrupulum unum ; mifceantur, & fiat* Pulvis, *in partes quatuor æquales dividendus ; quarum capiat unam Mane
& Vefperi, cum uno Cochleari Mifturæ fequentis miftam.*

℞. *Aquæ Lactis alexiteriæ, Syrupi*
Tome II.   T

*Balfamici, fingulorum unciam unam,
& fiat* Miftura *pro Pulveribus.*

§. 495. Au moyen de ces remédes, il fe rétablit en très-peu
de temps en parfaite fanté.

OBSERVATION XLVIII.

§. 496. Le Samedi 22 Janvier
1732. on vint fur le foir me prier
d'aller voir M. Richard Milbrank
de Hatfield Peverell, dans le
Comté d'Effex. J'appris qu'il avoit
été pris au matin d'un grand mal
de gorge qui l'empêchoit d'avaller; qu'il avoit la langue fort blanche; qu'on lui avoit fait une faignée au bras, qui pendant un temps
avoit paru le foulager, & qu'on
l'avoit fait fe gargarifer avec un
mêlange d'eau de Plantain & de
fyrop de bayes de Sureau, éguifé
avec l'efprit de Vitriol; mais que
malgré l'ufage de ce reméde fon

mal faisoit continuellement de nouveaux progrès, au point qu'il ne pouvoit plus ni avaller ni respirer qu'avec beaucoup de peine, ce qui donnoit à craindre qu'à la fin il ne suffoquât. Il se plaignoit encore d'une douleur de côté.

§. 497. Il étoit près d'onze heures du soir lorsque j'arrivai chez lui. J'ordonnai qu'on lui fomentât sur le champ la gorge avec un mélange de trois parties de Vinaigre sur une d'esprit de Vin rectifié : qu'on lui préparât tout de suite une décoction de graine de Lin pour lui en faire prendre avec du Thé, aussi-tôt qu'elle seroit prête, & qu'après lui avoir fait prendre du Thé fait avec la décoction de graine de Lin, on lui donnât un morceau de sucre imbibé d'esprit de Vin qu'on lui feroit avaller à mesure qu'il se fondroit : qu'il prît souvent de son Thé fait avec la décoction de graine de Lin, dans

T ij

lequel on pourroit mettre un peu de vin blanc, & que l'on édulco- reroit à sa fantaisie : & que de temps à autre, on lui donnât du sucre, imbibé d'esprit de vin comme ci- dessus , autant que l'occasion le demanderoit.

§. 498. Lorsque je me fus fait bien entendre sur toutes ces cir- constances , je lui ordonnai ce qui suit.

℞. *Florum Sulphuris drachmas duas, Spermatis Ceti, Piperis longi, singulorum drachmam unam, Cam- phoræ scrupulos duos, Conservæ Ab- sinthii Romani uncias duas, Unguenti de Althæâ semunciam, Mellis des- pumati quantitatem sufficientem , & fiat secundum artem Cataplasma, & ita Gulæ tepidè apponatur , ut utrasque aures pertingat.*

℞. *Aquæ Pulegii, Aquæ Hissopi, singulorum uncias sex, Spiritus Vini rectificati duas uncias, Spiritus Cochleariæ hortensis drachmas quatuor, Spiritus salis volatilis oleosi drachmam unam, Mellis despumati sescunciam; misceantur pro* Gargarismo *interdum frigidè utèndo.*

℞. *Florum Sulphuris semunciam, Coccinellæ grana decem, Cremoris Tartari drachmas duas, Conservæ Fructuum Cynosbati drachmas sex, Syrupi de Althæâ semunciam, Syrupi Baccarum sambuci, Olei Amygdalarum dulcium, singulorum unciam unam, Olei Fœniculi dulcis guttas septem, & fiat* Mistura *emolliens & dissolvens; cujus frequentèr & paulatim capiat drachmas duas pro* Dosi.

§. 499. Lorsque j'y retournai le Lundi 24 Janvier j'appris que sa gorge avoit beaucoup amendé & en très-peu de temps, au moyen des fomentations que j'avois ordonnées; qu'il s'étoit encore très-bien trouvé de la décoction de graine de Lin, & du sucre trempé dans l'esprit de vin rectifié; qu'il avoit pris d'abord trois ou quatre morceaux de sucre les uns après les autres, & qu'il avalloit à mesure qu'ils se fondoient.

§. 500. On me dit encore que le jour précédent sur les cinq heures du matin, il avoit commencé à prendre, selon mon Ordonnance qu'il avoit suivie exactement, des remédes qu'on avoit apporté de chez l'Apoticaire; & que d'une heure à l'autre, sa gorge avoit sensiblement amendé : que le Dimanche matin, il lui étoit survenu un débordement de salive très-copieux, & qui avoit toujours duré depuis ce temps là aussi abondamment que si on lui eut fait prendre des remédes pour le faire saliver. On me dit aussi qu'il ne se plaignoit plus de sa douleur de côté.

§. 501. Ce jour là (le Lundi 24 Janvier) il avoit déjeuné avec une tartine de Beurre, & mangé du Mouton bouilli à son dîner.

502. Le Mardi 25 Janvier, comme il ne se plaignoit plus de sa gorge, qu'il avalloit aisément, & que l'appétit lui étoit fort bien revenu, je me contentai de lui ordonner la Médecine suivante, après laquelle il reprit à son ordinaire le soin de ses affaires.

℞. *Glycyrrhizæ, Foliorum Senæ, Seminum Cervi, singulorum drachmas duas ; coquantur cum Aquæ puræ sufficienti quantitate ad uncias quatuor ; dein in Liquoris colati tribus unciis dissolve Salis Mirabilis Glauberi, Mannæ, singulorum semunciam, & fiat* Potio purgans *cum regimine sumendo.*

OBSERVATION XLIX.

§. 503. Le 3 Septembre 1711. on me pria d'aller voir Charles Clark, Domestique de Mr. Joshua Coad, près d'Yeovil. C'étoit un homme âgé d'environ vingt-deux ans qui avoit une Pleurésie. Il se plaignoit d'un point de côté fort aigu, & d'avoir beaucoup de peine à respirer. Après lui avoir prescrit le régime qu'il devoit suivre, & lui avoir recommandé une boisson délayante, émolliente & pectorale, dont il devoit user le plus abondemment qu'il pourroit, je lui ordonnai ce qui suit.

℞. *Syrupi Nitrosi sex uncias, Spiritus Anisi volatilis semuciam, Laudani Liquidi Sydenhami guttas viginti, & fiat Mistura dissolvens, & attenuans ; cujus capiat Cochlearia quatuor, secundâ, tertiâ, vel quartâ quâque horâ, ut febris & dolor lateris fuerint magis, vel minus vehementes.*

§. 504. Le 2 d'Octobre, je lui ordonnai ce qui suit.

℞. *Salis Nitri scrupulos duos; Florum Sulphuris grana decem, Coccinellæ, Croci, singulorum grana duo; misceantur, & fiat Pulvis pro unâ Dosi omni quadrihorio sumendâ, superbibendo Haustum Liquoris cujuslibet.*

℞. *Syrupi Nitrosi sex uncias, Spiritus Anisi volatilis drachmas sex, Laudani Liquidi Sydenhami guttas viginti quatuor, & fiat Mistura; de quâ capiat Cochlearia duo vel tria, urgente dolore, vel Respirationis difficultate.*

§. 505. Il continua l'usage de ces remédes ce jour là, & le suivant.

§. 506. Le 4 Octobre, je lui ordonnai de prendre encore quatre doses de ses poudres avec les mêmes précautions, & lui ordonnai le mélange suivant.

℞. *Syrupi Nitrosi tres uncias, Spiritus Anisi volatilis drachmas duas, Laudani Liquidi Sydenhami guttas decem, & fiat* Mistura ; *cujus capiat Cochlearia duo, difficultate Respirationis urgente.*

§. 507. Le 5 Octobre, sa fievre , son point de côté, & sa difficulté de respirer étoient beaucoup amendés ; cependant il se plaignoit toujours de son côté. Je lui conseillai de continuer l'usage de ses poudres, & d'en prendre une dose de six heures en six heures, ou de huit heures en huit heures seulement, mêlée avec une cueillerée de syrop de suc de limon, & lui ordonnai ce qui suit.

℞. *Syrupi Nitrosi sex uncias, Spiritus Anisi volatilis semunciam, Laudani Liquidi Sydenhami guttas decem, & fiat* Mistura; *cujus capiat Cochlearia duo vel tria, dolore vel difficultate Respirationis urgente.*

℞. *Emplastri è Cymino quantitatem sufficientem, super alutam extendatur, & fiat* Emplastrum *satis largum affecto Lateri applicandum.*

§. 508. Le 7 Octobre, sa fievre, sa toux, sa difficulté de respirer & sa douleur de côté étoient passées : pour mieux assurer son rétablissement, je lui ordonnai ce qui suit.

℞. *Antimonii diaphoretici, Salis Absinthii, singulorum sesquidrachmam, Olei Menthæ guttas quatuor; misceantur, & fiat* Pulvis, *in sex partes æquales dividendus; quarum*

Vesperi & Mane capiat unam cum uno Cochleare, Syrupi de Rubo Sylvestri mistam, superbibendo Haustum Liquoris cujuslibet.

§. 509. Au moyen de ces remédes il revint en très-peu de temps en parfaite santé sans qu'il ait été question d'Emétiques, de Purgatifs, de Vessicatoires, ni d'aucuns autres remédes, que ceux qui ont été mentionnés ci-dessus. Il prit dans cette maladie 21. onces de *syrop Nitreux*, deux onces d'*Esprit volatil d'Anis*, & dix-sept doses de la poudre que je lui ordonnai le 2 d'Octobre.

§. 510. Je ne me souviens pas pas bien si je le fis saigner ou non la premiere fois que je fus le voir. Je ne trouve point dans mes Mémoires qu'il en soit du tout fait mention; au reste, s'il l'a été, ce n'a été qu'une fois tout au plus.

§. 511. En 1709. je fus attaqué

d'une violente Pleurefie, je me
fis faigner deux fois dès les premiers jours; on me tira en tout
dix-huit onces de fang. Je n'ai jamais ordonnée la faignée plus de
deux fois en pareil cas, pour quelques perfonnes que ce fut, & n'ai
jamais fait tirer plus de vingt onces de fang au plus, quelques jeunes que puffent être les malades.

OBSERVATION L.

§. 512. Le 4 Janvier 1732. on
vint me prier d'aller voir Mr. T---
G----n, de Witham. Il avoit environ trente ans, & n'étoit point
encore marié : il étoit d'un tempérament fanguin, plutôt maigre
que gras, & buvoit habituelle-
ment beaucoup. Le Vendredi au
foir d'auparavant 31 Décembre,
il avoit été pris de mal après avoir
copieufement bû, & en paffant
d'un temps fort froid, d'une petite

chambre bien close & bien chaude, en plein air pour s'en retourner chez lui. Il fut d'abord attaqué de frissons & de tremblemens, qui furent suivis d'une fievre continue accompagnée d'un rude point de côté & de douleur dans le dos, de toux & de difficulté de respirer. Il crachoit une espéce de pus sanguinolent ; son pouls étoit vîte, dur, mais pas extrêmément fort. Ses urines étoient hautes en couleur & ne déposoient aucun sédiment. Je lui fis tirer dix onces de sang, & lui ordonnai ce qui suit.

℞. *Bezoardici Mineralis grana decem, Lapidis Contrayervæ, Radicis Serpentariæ Virginianæ, Coccinellæ, singulorum grana quinque, Myrrhæ grana tria, Camphoræ granum unum, Syrupi Baccarum sambuci quantitatem sufficientem ; misceantur, & fiat* Bolus *immediate sumendus, superbi-*

bendo Hauſtum Pſeudo-Theæ, cum Salviâ præparatæ, & ſextis vel octavis horis repetatur; & temporibus intermediis capiat unum Cochleare largum Julapii ſequentis.

℞. *Salis Abſinthii ſcrupulum unum, Salis ſuccini volatilis grana decem, Aquæ Lactis alexiteriæ duas uncias & ſemis, Aquæ Bryoniæ compoſitæ ſeſcunciam, Spiritus Nitri dulcis guttas triginta, Sacchari albiſſimi quantitatem ſufficientem ad gratum ſaporem; miſceantur, & fiat* Julapium attenuans.

Emplaſtra Epiſpaſtica *Brachiis internis infra Cubitos applicentur.*

§. 513. Je retournai le voir le lendemain. On lui avoit tiré dix onces de ſang conformément à mon Ordonnance : ſon ſang étoit fort glutineux, il s'étoit formé à ſa ſurface une couane épaiſſe d'un quart de pouce, & il ne s'en étoit séparé qu'une très-petite quantité de férum, quant à fa fievre, elle avoit plutôt diminué qu'augmenté ; mais fa douleur de côté & fa difficulté de refpirer étoient toujours à peu près dans le même état. Je lui confeillai de continuer l'ufage de ce que je lui avois ordonné précédemment, & j'y ajoutai ce qui fuit.

℞. *Spermatis Ceti fcrupulos duos, Camphoræ grana quatuor, Olei Amygdalarum dulcium unciam unam, Olei Juniperi guttas quatuor, Syrupi de Althæâ, Syrupi Diacodii, fingulorum femunciam ; fecundum artem fiat* Miftura emolliens, *cujus capiat femunciam tertiis horis durante dolore.*

℞. *Millepedarum præparatarum drachmam unam, Croci grana decem, Aquæ puræ bullientis tres uncias ; mifceantur, & ftent in digeftione fervidâ*

vidâ & clausâ per horam unam; dein in Liquoris colati uncias duabus dis-solve Gummi Ammoniaci scrupulos duos, Salis succini volatilis grana de-cem; tum adde Aquæ Pulegii, A-quæ Bryoniæ compositæ, singulorum unciam unam, Sacchari albi quanti-tatem ad saporem gratum sufficien-tem, & fiat Apozema pectorale; cujus capiat unum Cochleare, vel duo subinde, difficultate Respirationis ur-gente.

§. 514. Le 6 Janvier, sa fievre, sa toux & sa difficulté de respirer avoient beaucoup diminué, sur-quoi je lui ordonnai de continuer l'usage des memes remédes.

§. 515. Le 7 Janvier, sa fievre étoit en quelque façon passée. En conséquence, je lui fis seulement continuer l'usage du Julep que je lui avois ordonné le 4 Janvier, que je lui recommandai de pren-dre par cueillerées d'heure en heure. Je lui ordonnai de prendre ensuite la potion suivante.

℞. *Salis succini volatilis grana quatuor, Tincturæ sacræ sescunciam, Syrupi de Spinâ Cervinâ semunciam; misceantur, & fiat* Potio purgans.

§. 516. C'est ainsi que ce malade s'est sauvé d'une fievre qui le menaçoit d'un grand danger. On doit observer ici que quoique ce fut un homme d'un tempérament sanguin, je ne l'ai fait saigner qu'une fois. J'avoue que je fus surpris de trouver son sang si couanneux. Cette circonstance m'apprend qu'il faut beaucoup de circonspection dans l'usage de cette sorte d'évacuation, particulierement lorsque l'on a lieu de conjecturer que les globules rouges, ne sont pas dans une proportion convenable avec la partie séreuse du sang : & je puis assurer d'après

une longue expérience, qu'il y a
des remédes fort efficaces pour
détruire la tenacité du fang, fans
qu'il foit pour cela befoin de recourir à la faignée, & même plus
promptement fans ce fecours,
pourvû que le malade n'ait point
de plethore fanguine.

CHAPITRE XXI.

*Observations sur les Fièvres occasion-
nées par la dissolution des humeurs,
particulierement sur les Fièvres
Putrides, qui ne sont accompagnées
d'aucune évacuation Colliquative,
& quelques Observations sur celles
qui en sont accompagnées.*

§. 517. JE rapporterai premierement, dans ce Cha-
pitre quelques exemples des fievres
Putrides les plus bénignes ; c'est-
à-dire, de celles qui se terminent
sans aucune évacuation Colliquative. Je donnerai ensuite des
exemples des fievres *Putrides* malignes, accompagnées d'évacuations Colliquatives. On me permettra d'observer ici que dans les
fievres *Mixtes*, il survient souvent
des évacuations Colliquatives,

(lorſque la diſſolution des humeurs l'emporte ſur leur épaiſſiſſement, dans la production de cette
ſorte de maladie) comme nous
aurons lieu de le faire voir par
différens exemples rapportés dans
les Chapitres qui traitent des fievres de cette claſſe générale.

OBSERVATION LI.

§. 518. Le 29 Décembre 1714.
on vint me conſulter pour Madame Q----, âgée d'environ cin-
quante-trois ans, qui demeuroit
près d'Yeovil. Elle étoit attaquée
d'une fievre continue : ſon pouls
étoit un peu animé, mais foible :
ſa peau étoit d'une chaleur modérée ; ſes urines tant ſoit peu plus
pâles que dans l'état de ſanté :
elle étoit fort altérée ; elle étoit
abattue, & tomboit en foibleſſe
pour la moindre choſe. Elle étoit
d'une conſtitution maigre, aſſez

souvent conftipée ; fon fang étoit naturellement acrimonieux. Je lui ordonnai ce qui fuit.

℞. *Salis Prunellæ drachmam unam, Croci grana triginta, Antimonii diaphoretici fcrupulum unum, Bezoar Orientalis grana quindecim, Coccinellæ grana feptem, Folia Auri numero duo ; mifceantur, & fiat* Pulvis *alterans, in partes quatuor æquales dividendus, quarum capiat unam omni quadrihorio cum uno Cochleari Syrupi Pæoniæ maris miftam, fuperbibendo Cochlearia feptem Apozematis fequentis.*

℞. *Radicis Eryngii fefcunciam, Radicis Petafidis femunciam, Coccinellæ fcrupulum unum ; coquantur cum Aquæ hordei quantitate fufficienti ad libras duas ; dein Liquori colato adde Syrupi de Althæâ tres uncias, Olei Vitrioli tot guttas quot fufficiant ad gratam aciditatem, & fiat* Apozema *alterans.*

℞. *Rutæ sex uncias, Aquæ Bryoniæ compositæ, Aquæ Pœoniæ compositæ, singulorum unciam unam, Spiritus Castorei, Spiritus Succini, singulorum drachmam unam, Tincturæ Croci drachmas duas, Syrupi Pœoniæ maris unciam unam; misceantur, & fiat* Julapium cardiacum ; *de quo capiat Cochlearia duo in omni languore.*

§. 519. Le 31 Décembre, je changeai son ordonnance & lui ordonnai ce qui suit.

℞. *Salis Nitri, Florum Sulphuris, singulorum scrupulos quatuor, Radicis Serpentariæ Virginianæ, Antimonii diaphoretici, singulorum scrupulum unum, Bezoar Orientalis grana sexdecim, Camphoræ grana quatuor; misceantur, & fiat* Pulvis alterans, *in partes quatuor æquales dividendus; quarum horis quartis ca-*

piat unam cum uno Cochleari Syrupi Balsamici mistam, superbibendo Haustum Apozematis die Decembris viginti nono præscripti.

R. Aquæ Cinnamomi hordeatæ sex uncias, Aquæ Theriacalis, Aquæ Epidemiæ, singulorum unciam unam, Aquæ Hungaricæ drachmas sex, Spiritus Nitri dulcis scrupulum unum, Sacchari albi quantitatem ad saporem gratum sufficientem; misceantur, & fiat Julapium cardiacum, cujus subindè bibat Cochleare unum, vel duo.

§. 520. Au moyen de ces remédes, cette Dame se débarrassa de sa fievre en très peu de jours.

OBSERVATION LII.

§. 521. Le premier Mars 1721. je fus consulté pour Mr. W---- S --- d'Yeovil, dans le Comté de Somerset. C'étoit un jeune homme me âgé d'environ dix-sept ans. Il avoit une fievre continue : Son pouls étoit tant soit peu plus animé, mais pas beaucoup plus fort que dans l'état de santé. Sa peau étoit d'une chaleur assez tempérée, mais il étoit extrêmement altéré. Il avoit la langue séche. Quant à ses urines, elles étoient à peu près les mêmes que dans l'état de santé. Il avoit les esprits fort abattus, & n'avoit aucune force. Je lui ordonnai ce qui suit.

℞. *Salis Nitri scrupulos quatuor; Florum Sulphuris scrupulos duos, Croci, Coccinellæ, singulorum grana septem, Camphoræ grana quatuordecim; misceantur, & fiat Pulvis alterans, in partes quatuor æquales dividendus; quarum capiat unam omni trihorio, cum pulpa pomi assati mistam, superbibendo Haustum Liquoris cujuslibet diluentis.*

Tome II. X

℞. *Camphoræ scrupulum unum, Spiritus Vini rectificati, Tincturæ Myrrhæ, singulorum drachmas duas, optimè misceantur ; dein adde Tincturæ Croci drachmam unam, Aquæ Theriacalis, Aquæ Mirabilis, singulorum semunciam, Aquæ Pulegii quatuor uncias, Aceti distillati quantitatem ad saporem acidum sufficientem, & fiat Julapium alterans & cardiacum ; de quo capiat duo Cochlearia subinde, Spiritibus languescentibus.*

§. 522. Le 2 Mars, il avoit à peu près les mêmes symptômes que le jour précédent, excepté qu'il se plaignoit d'avoir la tête plus embarrassée. Il me parut avoir envie de boire un verre de Bierre de temps à autre, ce que je lui permis. Je lui conseillai de recommencer l'usage de ses poudres, & de les prendre comme la premiere fois, & lui ordonnai ce qui suit.

℞. *Massa Emplastris Nuchalis (in Pharmacopœiâ Bateanâ præscripti) quantitatem sufficientem, super aluram extendatur, & fiat Emplastrum satis largum Nuchæ applicandum.*

℞. *Olei Sulphuris per Campanam drachmam unam, cujus in omni Haustu Cerevisiæ tenuis capiat tot guttas quot sufficiant ad saporem acidulum.*

§. 523. Il recommença deux fois, la dose de ses poudres, & il s'est débarrassé de sa fievre sans aucun autre reméde que ceux qui ont été mentionnés, §. 521. 522.

OBSERVATION LIII.

§. 524. Le Jeudi 12 Août 1731. on vint me prier d'aller voir Henry Vale, Domestique de Madame Johnson de Fauborn, dans le Comté d'Essex. C'étoit un hom-

me âgé d'environ vingt ans. Il
avoit été attaqué d'une fievre continue le Jeudi d'auparavant. Je lui
trouvai la peau affez médiocrement chaude, le pouls vîte & fi
extraordinairement foible qu'il
n'étoit quelquefois pas du tout
fenfible. Il avoit la bouche fort
mal propre, la langue noire, &
extrêmément féche. Il avoit de la
peine à refpirer & tomboit quelquefois en convulfion. Il avoit
très-peu dormi depuis qu'il étoit
tombé malade. Je lui recommandai
un régime & une boiffon convenable à fa maladie felon mes principes, & lui ordonnai ce qui fuit.

℞. *Lapidis Contrayervæ, Anti-*
monii diaphoretici, fingulorum grana
feptem, Florum Chamæmeli, Florum
Sulphuris, fingulorum grana quinque,
Caftorei Ruffiæ, Croci, Coccinellæ,
fingulorum grana duo, Camphoræ
granum unum, Syrupi Balfamici

quantitatem sufficientem ; misceantur,
& fiat Bolus alterans, omni quadrihorio sumendus, superbibendo haustum Infusi Salviæ.

℞. *Salis Absinthii grana quindecim, Salis succini volatilis grana quinque, Aquæ Lactis alexiteriæ duas
uncias & semis, Aquæ Bryoniæ compositæ unciam unam, Aquæ Hungaricæ, Spiritus Lavendulæ compositi ;
singulorum drachmas duas, Spiritus
Nitri dulcis guttas viginti ; misceantur, & fiat Julapium cardiacum,
de quo capiat unum Cochleare in
omni languore.*

℞. *Spiritus Nitri dulcis, Tincturæ Croci sacræ singulorum drachmam
unam & fiat Mistura, dequa subinde
capiat guttas trigenta in haustu Pseudo
Theæ, cum Herbâ Melissa dicta præparatæ.*

Emplastra Epispastica & brachiis
internis, & internis tibiis applicentur.

§. 525. Au moyen de ces remédes feulement, & fans aucun
autre fecours, tous fes fymptômes
fa calmerent, fa fievre, fe paffa, &
il revint en parfaite fanté.

OBSERVATION LIV.

§. 526. Le Samedi 9 Septembre 1732. on vint me prier d'aller
voir la fille de Mr. Robert Palif-
fon de Witham. Elle étoit fort
mal d'une fievre continue, com-
pliquée de pourpre, dont les ta-
ches paroiffoient fort profondes ;
mais ayant voulu maffurer de leur
état, je les examinai & les fondai
avec une éguille, & je trouvai
qu'elles n'étoient que fuperficiel-
les. Elle faignoit auffi beaucoup du
nés. Sa peau n'étoit pas extrêmément chaude. Son pouls étoit tant
foit peu plus animé que dans l'état
de fanté, mais il n'étoit pas fenfiblement plus fort. Ses urines

étoient d'une couleur naturelle,
assez claires, & ne déposoient aucun sédiment, quoiqu'on les-lais-
fât reposer assez long-temps. Elle
étoit fort altérée. Je lui ordonnai
ce qui suit.

℞. *Musci Corallini præparati scru-*
pulum unum, Salis Prunellæ, cocci-
nellæ, Croci, singulorum grana octo,
Aquæ-Lactis alexiteriæ tres uncias
Aquæ cinnamomi fortis, Syrupi Bal-
samici singulorum semunciam, Spiri-
tus Vitrioli guttas octo, misceantur
& fiat Julapium alterans; *de quo*
capiat unum Cochlearæ, quartis,
sextis vel octavis horis, Phiala priùs
agitata.

℞. *Spiritus Vitrioli drachmam u-*
nam, Aquæ cinnamomi fortis, drach-
mas tres, & fiat Mistura alterans;
cujus capiat in singulis haustibus cere-
visiæ tenuis guttas numero sufficien-
tes ad moderatam aciditatem.

X iiij

℞. *Spiritus Vini rectificati unciam unam, Spiritus Vitrioli guttas Viginti, tincturæ Myrrhæ guttas quatuor, misceantur pro Potu, quo Petechiæ subinde foveantur.*

℞. *Vitrioli Romani, Boli Armeniæ, singulorum drachmas duas, misceantur & fiat* Pulvis *subtilis restringens, ita naribus admovendus, ut cruorem fluentem recipiat.*

Emplastra Epispastica *parvula* Brachiis internis infra Cubitos applicentur.

§. 527. Au moyen de ces remédes son hémoragie s'arrêta, & en peu de jours les *Pelechies* disparurent, & la fievre la quitta.

OBSERVATION LV.

§. 528. Le Dimanche premier

Septembre 1728. on vint me prier
d'aller voir Mr. Ager de Fauborn,
dans le Comté d'Effex. C'étoit un
homme fort enjoué & affez gras,
âgé d'environ quarante-cinq ans.
Il avoit été pris le Lundi précédent par des friffons & des tremblemens. A ces fymptômes il s'en
joignit d'autres qui firent connoître qu'il étoit attaqué d'une fievre
continue. Le Vendredi, il avoit
pris une Médecine qui l'avoit fait
aller par haut & par bas d'une maniere extraordinaire, ce qui dura
jufqu'au Dimanche que je fus appellé. Son pouls étoit à peu près
auffi tranquille que dans l'état de
fanté ; mais il étoit fort altéré.
Il urinoit très-peu, & fes urines
étoient fort hautes en couleur.
Lorfque je le vis, il fe plaignoit de
douleurs dans l'eftomac & de tran-
chés dans les inteftins, qui lui faifoient vomir tout ce qu'il prenoit.
Je lui ordonnai ce qui fuit.

℞. *Cornu Cervi calcinati, Corallii Rubri præparati singulorum grana tria, Lapidis Contrayervæ Antimonii diaphoretici singulorum grana decem, Radicis Serpentariæ Virginianæ grana quinque, Croci, grana duo, Electuarii Diascordii, sine melle scrupulum unum, Syrupi Balsamici quantitatem sufficientem, misceantur & fiat* Bolus *alterans inaurandus; & horis sextis sumendus, superbibendo Cochlearia duo Julapii sequentis.*
Mitte Bolos quatuor.

℞. *Aquæ Lactis alexiteriæ, Aquæ menthæ singulorum sescunciam, Aquæ cinnamomi fortis, Syrupi Balsamici singulorum semunciam, misceantur & fiat* Julapium.

℞. *Salis Absinthii, scrupulum unum, succi Limonum recenter expressi, Aquæ menthæ, singulorum semunciam, Aquæ cinnamomi fortis unciam unam, & fiat Miſtura alterans; cujus capiat unum Cochleare Largum in omni ægritudine ventriculi.*

§. 529. Je retournai le voir le lendemain : Il avoit pris exactement tous ſes remédes, de la maniere que je les lui avois ordonnés. Son eſtomac alloit bien, il ne vomiſſoit plus, ſon ventre s'étoit reſſerré, & ſon altération étoit beaucoup diminuée. Je lui conſeillai de continuer l'uſage des mêmes remédes, & de les prendre de la même maniere que la premiere fois. Avec ces précautions les urines reprirent leur cours & leur couleur ordinaire, & il ſe rétablit en parfaite ſanté.

OBSERVATION LVI.

§. 530. Le Dimanche 16 Mai 1731. on m'envoya chercher ſur

le foir pour voir John Deadman ; Domeſtique de Mr. Lake, de la Paroiſſe de Ravenhall, dans le Comté d'Eſſex. C'étoit un homme âgé d'environ vingt-ſix ans. Il avoit été pris de friſſons & de tremble- mens le jour précédent ſur les trois heures après midi : Ces ſymptômes furent ſuivis d'une fievre continue, accompagnée de douleurs dans toutes les parties du corps, à ce qu'il diſoit, & de ſueurs copieu- ſe & colliquatives. Il étoit fort altéré & fort agité. Il avoit la peau aſſez chaude, le pouls vîte, mais pas beaucoup plus fort que dans l'état de ſanté. Ses urines n'étoient pas fort hautes en couleur. Je lui ordonnai ce qui ſuit.

Emplaſtra Epiſpaſtica *Brachiis internis infra Cubitos, & etiam ti- biis internis applicentur.*

℞. *Antimonii diaphoretici, Salis*

Prunellæ, Coccinellæ, singulorum grana trigenta, Florum Sulphuris drachmam unam, Croci grana decem, misceantur & fiat Pulvis alterans, *in partes sex æquales dividendus; quarum capiat unam quarta quaque hora, cum uno Cochleari Mixturæ sequentis, superbibendo haustum decocti Cornu Cervi rasurarum domi præparati.*

℞. *Aquæ Pulegii, Aquæ Menthæ singularum semunciam, Syrupi Balsamici, unciam unam & fiat* Mistura *pro pulveribus.*

℞. *Salis Absinthii scrupulum unum, Aquæ Lactis alexiteriæ tres uncias, Aquæ Brioniæ compositæ, Syrupi diacodii singulorum semunciam, Spiritus Nitri dulcis guttas viginti, misceantur & fiat* Julapium; *de quo horis quartis temporibus intermediis capiat unciam unam.*

℞. *Cornu Cervi rasurarum un-*

cias duas, pro decocto domi conficiendo.

§. 531. Le Lundi 17 Mai, son Maître me manda que ses douleurs s'étoient un peu calmées, mais qu'il avoit toujours beaucoup de fievre, & qu'il étoit encore fort altéré : Surquoi je lui conseillai de lui faire continuer l'usage de ses poudres, du mêlange que j'y avois joint & du Julep, conformément à mon Ordonnance du jour précédent. Je lui fis prendre aussi une phiole d'Esprit de Vitriol pour en verser dans sa boisson par gouttes jusqu'à une agréable acidité, de temps à autre, & selon que la soif le presseroit plus ou moins.

§. 532. Au moyen de ces Remédes, il se débarrassa de sa fievre en très-peu de jours, & se rétablit en parfaite santé.

CHAPITRE XXII.

Observations sur les Fièvres Mixtes ; & en particulier sur les Fièvres Intermittentes, & sur les Fièvres Hectiques, qui sont les plus dangereuses.

OBSERVATION LVII.

§. 533. MAdame L---- P----, de Witham, âgée de vingt-deux ans, étoit attaquée d'une fievre tierce depuis sept mois. Malgré cette fievre, ses régles avoient toujours paru régulierement quant au temps, mais non pas quant à la couleur, ni à la quantité. Le Lundi & le Mardi 20 & 21 Décembre, elle fit usage de l'Electuaire suivant.

℞. *Radicis Serpentariæ Virginanæ, Salis Absinthii singulorum drachmas*

duas, Corticis peruviani unciam unam;
Syrupi Papaveris erratici quantita-
tem sufficientem, misceantur & fiat
Electuarium; de quo capiat quantita-
tem Nucis Castaneæ tertiis horis ab-
sente febre.

§. 534. Le Mercredi 22 Décembre, c'étoit son jour de fievre, mais
elle ne vint point, elle étoit néanmoins toujours fort inquiette d'un
symptôme qui l'affligeoit beaucoup ; en effet depuis six semaines
avant que de prendre le Quinquina & jusqu'au Dimanche suivant
26 Décembre, c'est-à-dire, pendant quatre nuits de suite, après
qu'elle eut commencé à en faire
usage, elle tomboit régulierement
toutes les nuits dans des sueurs
copieuses qui traversoient toutes
les couvertures, il exhaloit de
toute la surface de son corps des
vapeurs continuelles, comme
d'une chaudiere bouillante, & ces
vapeurs

vapeurs étoient si considérables qu'on les voyoit couvrir le lit. Pour remédier à ce désordre je lui prescrivis la potion suivante.

℞. *Salis Martis grana tria, Salis Prunellæ grana octo, Aquæ Lactis alexiteriæ sex drachmas, Aquæ cinnamomi fortis drachmas duas, Sacchari albi, quantitatem sufficientem ad gratum saporem, misceantur & fiat Hauftulus ; hora una ante decubitum sumendus, superbibendo, hauftum Aquæ Fontanæ, cum Pauxillo Spiritus Vini Gallici.*

§. 535. Le 27 Décembre, j'appris qu'elle avoit passé la nuit précédente sans suer. Cet heureux changement m'engagea à lui faire continuer l'usage de la potion telle que je la lui avois prescrite la premiere fois, ce que je lui conseillai de faire pendant quelque temps. Elle a suivi exactement mon Ordonnance, & au moyen de ces remédes, elle n'a senti aucun retour ni de sa fievre, ni de ses sueurs.

OBSERVATION LVIII.

§. 536. Le Mercredi 10 Juillet 1728. on me demanda une Consultation pour Mr. Alexandre Walford, de la Paroisse de Fauborn dans le Comté d'Essex, âgé de cinquante-un an. Il étoit fort mal d'une fievre quotidienne Intermittente, accompagnée d'une douleur dans le côté droit & de vomissemens; il lui survenoit encore des foiblesses de temps à autre. Je lui ordonnai le Julep suivant, & au moyen de deux phioles qu'il prit, il se débarrassa de sa fievre & de tous ces symptômes qui le travailloient extrêmement.

℞. *Antimonii diaphoretici, Salis*

*Abfinthii fingulorum fcrupulos duos,
Pulveris e chelis cancrorum fimplicis
Lapidis contrayervæ, fingulorum grana triginta, Coccinellæ fcrupulum
unum, Aquæ Lactis alexiteriæ tres
uncias, Aquæ menthæ duas uncias,
Aquæ mirabilis fefcunciam, fucci Limonum recenter expreffi unciam unam,
Syrupi Balfamici femunciam, mifceantur & fiat Julapium alterans;
de quo capiat Cochlearia tria. omni
quadrihorio, præfente vel abfente febre, Phiala prius agitata.*

OBSERVATION LIX.

§. 537. Le Dimanche premier
Décembre 1728. on me confulta
pour Madame S---- C----, de Witham, âgée d'environ quarante-
fept ans. Elle étoit fort mal d'une
fievre Intermittente quotidienne,
accompagnée d'un dévoyement
qui l'affoibliffoit beaucoup. Ses
accès de fievre revenoient régu-

lierement chaque vingt - quatre heures, & leur intermiſſion étoit d'environ ſeize heures. Je lui preſcrivis les remédes ſuivans, au moyen deſquels elle a recouvré une parfaite ſanté.

℞. *Salis Abſinthii ſcupulos quatuor, Coccinellæ ſcrupulos duos, Aquæ Laƈtis alexiteriæ tres uncias, Spiritus Sulphuris ſcrupulos duos, Sacchari albi ſeſcunciam, & fiat Miſtura; cujus capiat unum Cochleare quartis horis, cum unciis quatuor juſculi avenacei Phiala prius agitata.*

℞. *Corticis Elentherii pulverati; Pulveris Cornu Cervi calcinati, ſingulorum unciam unam, Coqueantur cum Aquæ Fontanæ ſufficienti quantitate ad libras duas, dein Liquori colato adde Sacchari albiſſimi tres uncias, & fiat Apozema; cujus bibat tres uncias omni quadrihorio, abſente febre.*

OBSERVATION LX.

§. 538. Le 22 Novembre 1729,
on vint me prier de la part de Mr.
A---- B --, Miniftre, d'aller voir
fon fils qui étoit malade, c'étoit
un enfant de fix ans & demi ou
environ. Il y avoit alors quatre
mois qu'il avoit été pris d'une
violente fievre qui étoit devenue
intermittente. Pour remédier à
cette fievre on l'avoit d'abord pur-
gé, fur le confeil de quelques a-
mis, & on lui avoit fait prendre
le Quinquina par après. Pendant
qu'il fit ufage du Quinquina le
corps lui enfla, furquoi on le pur-
gea cinq à fix fois avec le Mer-
cure doux & la Rhubarbe. On lui
avoit auffi fait prendre de l'Elixir
de propriété & plufieurs autres remédes. Mais depuis ces évacuations, il avoit tous les jours des
maux de tête, d'eftomac & dans

le ventre, & il avoit presque toujours le dévoyement : tous ces
symptômes lui avoient fait perdre
l'appétit, de plus il étoit fort altéré,
& avoit presqu'entierement perdu
toutes ses chairs, depuis quelques
semaines, il se plaignoit encore
d'une douleur très-violente dans
les genoux & dans les jambes, qui
lui faisoit quelquefois pousser des
cris d'une maniere si touchante,
que sa mere en étoit toute effrayée.
Je lui ordonnai ce qui suit.

℞. *Pulveris e chelis cancrorum sim-*
plicis , Musci Corallini præparati ,
Antimonii Diapharetici , cornu Cervi
calcinati singulorum scrupulum unum,
Diascordii sine melle grana decem ,
Aquæ lactis Alexileriæ tres uncias
Aquæ cinnamomi fortis, Syrupi bal-
samici , singulorum semunciam ; &
fiat Mistura, cujus capiat unum Co-
chleare largum sextis horis , præsen-
te vel absente febre , Phiala prius agi-
tata.

§. 539. Le 24 Novembre, je reçus la Lettre suivante de son pere.

» MONSIEUR,

» Mon fils va beaucoup mieux.
» Son dévoyement continue ce-
» pendant toujours, ce qui l'affoi-
» blit beaucoup. Il se plaint en-
» core de ses douleurs dans les
» genoux & dans les jambes ; mais
» je ne les crois pas si aigues
» qu'auparavant. Je l'abandonne
» entierement à vos soins : & suis,
» &c.

§. 540. Je lui mandai de lui faire continuer l'usage de sa potion avec les mêmes précautions que j'avois indiquées.

§. 541. Le 25 Novembre, son pere me récrivit en ces termes.

» MONSIEUR,

» Mon fils s'est beaucoup plaint

» la nuit derniere de ses douleurs
» dans les genoux & dans les jam-
» bes, je vous prie d'y faire at-
» tention dans vos Ordonnances,
» vous obligerez sensiblement ,
» &c.

Je lui ordonnai qui suit.

℞. *Pulveris e chelis cancrorum sim-*
plicis, radicis Enulæ campanæ, radicis
Tormentillæ, corticis Cinnamomi acu-
ti singulorum grana triginta, Cocci-
nellæ grana sex, misceantur, & fiat,
Pulvis subtilis in partes sex æquales
dividendus, quorum capiat unam ves-
peri & manè , cum aliquantillo Sy-
rupi Balsamici mistam , superbibendo
Cochlearia aliquot liquoris cujuslibet.

Repetatur Julapium die Novem-
bris vigesimo secundo præscriptum cum
additione Spiritus Salis volatilis Olea-
si guttarum sexdecim , cujus Julapii
capiat duo Cochlearia horá undecimâ
matutinâ , & horá quintâ promeri-
dianâ, Phiala priùs agitata.

Emplastra

Emplaftra Epifpaftica *tibiis inter-*
nis applicentur.

§. 542. Le 28 Novembre, fon
pere m'écrivit une troifiéme Lettre conçue en ces termes.

» MONSIEUR,

» Le rétabliffement de mon fils
» eft une efpéce de miracle. Son
» dévoyement eft tout à fait ar-
» rêté, & il fe plaint très-rarement
» de fes genoux & de fes jambes.
» Comme un autre Sauveur, vous
» lui avez donné une feconde vie,
» dont je ne pourrai jamais vous
» témoigner affez toute ma recon-
» noiffance.

Je lui ordonnai ce qui fuit.

Repetatur Julapium poftremo præf-
criptum, cujus capiat Cochlearia duo
horâ unâ ante prandium, quotidiè
Phiala priùs agitata.

Tome II.   Z

§. 543. Voilà de ces sortes de fievres que j'appelle Mixtes, qui résultent en partie de la dissolution des humeurs occasionnée par l'action des particules acrimonieuses qui y sont répandues, ce que j'infere du dévoyement continuel du malade ; & en partie de leur épaississement & de la viscosité du sang dont les particules sont trop grossieres pour circuler librement, ce que j'infere de ces douleurs de tête, d'estomac, dans le ventre, aux genoux & aux jambes, dont il a été tourmenté pendant si long-temps.

§. 544. Le 10 Décembre, on vint me prier de retourner le voir, parce que la fievre l'avoit repris, mais elle n'étoit pas pour lors accompagnée de symptômes aussi violens qu'auparavant : Cependant comme je craignois que l'acrimonie & la viscosité de son sang ne fussent pas suffisamment détruites,

je lui ordonnai le mêlange suivant
dans l'espérance qu'il répondroit
aux deux intentions que j'avois
en vûe.

℞. *Pulveris èchelis Cancrorum sim-*
plicis, cornu Cervi calcinati, Anti-
monii Diaphoretici, singulorum scru-
pulum unum, lapidis contrayervæ,
Coccinellæ singulorum grana quinque,
Salis Absinthii grana decem, Aquæ
Lactis alexiteriæ tres uncias & semis,
tincturæ Castorei Carminativæ guttas
viginti, Syrupi Balsamici semunciam,
& fiat Mistura *alterans, cujus ca-*
piat unum Cochleare largum horis ter-
tiis absente febre, Phiala priùs agi-
tata.

℞. *Camphoræ scrupulos duos, flo-*
rum Chamæmeli scrupulos quatuor,
& fiat Pulvis, *cui adde Olei Absin-*
thii Chimici guttas tres, dein cum
Bombice & Panno linteo formetur, ut
artis est, Culcitra scrobiculo cordis ap-
plicanda.

§. 545. Le 13 Décembre, on envoya un Exprès pour me dire qu'il alloit beaucoup mieux, & pour me prier de lui donner une nouvelle Ordonnance, surquoi je prescrivis ce qui suit.

Repetatur Julapium die Decembris decimo præscriptum, cujus capiat unum Cochleare largum quartis horis post Phialæ agitationem.

℞. *Spiritus Salis volatilis Oleosi, Spiritus Lavendulæ compositi, tincturæ Castorei carminativæ, tincturæ Myrrhæ singulorum drachmam unam, & fiat Mistura cardiaca, cujus capiat guttas decem in haustu Aquæ puræ, cum aliquantillo Vini albi mistas, horâ unâ antè decubitum.*

§. 546. Au moyen de ces remédes, il se débarrassa de sa fievre en très-peu de temps, il reprit de l'appétit, la santé lui revint, ses forces se réparerent, enfin il se rétablit parfaitement bien, & n'a eu depuis aucune rechute, ni besoin d'aucun reméde.

OBSERVATION LXI.

§. 547. Le Mercredi 15 Mars 1732. on vint me prier d'aller voir Mr. Richard Broks de Witham, Cordonnier, âgé de vingt-quatre ans. Son mal avoit commencé le 21 du mois précédent, par une violente colique dans le bas ventre & dans le côté gauche qui l'avoit tourmenté tout ce jour-là, & le lendemain jusqu'au soir ; pour lors elle se passa presque entierement, néanmoins il lui étoit toujours resté depuis ce temps-là une espéce de mal-aise dans l'endroit ou son mal s'étoit déclaré d'abord, dont il étoit tantôt plus, tantôt moins tourmenté. Environ huit jours avant de me faire appeller, il s'étoit apperçu d'une dureté & d'une espéce de tumeur dans cet endroit, & depuis ce temps-là il y fentoit une espéce de péfanteur ; cette péfanteur faifoit tous les jours de nouveaux progrès de façon qu'elle l'empêchoit de marcher.

§. 548. Il y avoit fept à huit jours qu'il avoit un dévoyement qui le menoit au moins dix fois par jours : à chaque fois il rendoit beaucoup, & des excrémens fort liquides, & ce dévoyement duroit toujours. Il avoit auffi été fort incommodé de la toux ; cependant il ne touffoit plus fi fréquemment, mais quand il en étoit pris, il rejettoit quantité de matiere épaiffe, d'un blanc jaune, & quelquefois jufqu'à la quantité d'une cueillerée. La femaine précédente il avoit eu deux ou trois accès de fievre, qui avoient commencé par un fi grand froid, par des friffons & des tremblemens fi violens que les os lui en faifoient mal. Depuis ce temps-là il avoit toujours été fort altéré, & la fievre lui revenoit tous les jours, mais fans ces fymptômes. Il ne trouvoit goût à rien de ce qu'il mangeoit.

§. 549. Je lui trouvai le pouls vite & foible, la langue blanche & fort chargée, mais affez moite. Il étoit extrêmement foible. Je lui ordonnai ce qui fuit.

℞. *Emplaftri è Cicuta cum ammoniaco quantitatem fufficientem, denfè fuper alutam extendatur, & fiat Emplaftrum fatis largum parti affectæ applicandum.*

℞. *Foliorum Malvæ duas uncias, florum Chamæmeli, feminun Anifi, feminum Cymini, faponis Venetiæ, fingulorum femunciam, coquantur cum Aquæ fontanæ quantitatem fufficientem ad libram unam, dein li-*

Z iiij

quoris colati quatuordecim unciis adde Succi rutæ recenter expreſſi, duas uncias, Olei ſuccini guttas quadraginta, & fiat Miſtura detergens & emoliens, cujus unciæ quatuor bis in die per Syphonem in vinum-Tepidè injiciantur.

℞. *Balſami Capivi dragmam unam, Olei Juniperi Chimici guttas duodecim, diſſolve cum vitelli Ovi recentis tribus dragmis, dein adde Syrupi Balſamici ſemunciam, Vini Canarienſis tres uncias, & fiat Miſtura detergens & ſanans, cujus capiat unum Cochleare largum veſperi & manè.*

℞. *Salis Abſinthii, Coccinellæ ſingulorum grana triginta, Salis Succini volatilis, Croci, ſingulorum grana decem, Aquæ Lactis alexiteriæ tres uncias, Aquæ Brioniæ compoſitæ unciam unam, Spiritus Nitri dulcis guttas viginti. Sacchari albi quantitatem ſufficientem ad gratum ſaporem, &*

fiat Miſtura alterans & attenuans,
cujus capiat unum Cochleare largum,
tertiis horis Phiala priùs agitata.

§. 550. Lorſque je retournai le
voir le Vendredi 15 Mars, on me
dit qu'il alloit beaucoup mieux,
qu'il avoit exactement ſuivi mon
Ordonnance, que ſon dévoyement
& ſon altération étoient beaucoup
diminués, que ſon ventre l'incommodoit moins, & que ſa tumeur
étoit plus molle. On me dit auſſi
que ſa toux faiſoit mieux, qu'il
dormoit fort bien, & qu'il avoit
paſſé une fort bonne nuit. Je lui
conſeillai de continuer l'uſage
des mêmes remédes & avec les
mêmes précautions, ce qu'il fit;
& en peu de temps, tous ſes ſymptômes ſe paſſerent, & il ſe rétablit en parfaite ſanté ſans avoir beſoin d'aucun autre reméde.

OBSERVATION LXII.

§. 551. Le 14 Juin 1725. on me consulta pour Mademoiselle A---- V---- de Chelmsford, âgée d'environ huit ans. Il y avoit très-long-temps qu'elle ne se portoit pas bien : sa santé alloit continuellement de mal en pire, elle toussoit extraordinairement & n'avoit aucun appétit ; elle étoit prise régulierement tous les jours de symptômes fébriles qui se manifestoient par une grande chaleur & une altération excessive. Elle avoit maigri extraordinairement depuis trois semaines. Elle demeuroit à près de trois lieues de chez moi, & comme on ne me pria point de l'aller voir, je ne la vis point. Seulement je lui ordonnai la potion suivante, dont elle continua l'usage pendant quelques semaines. Au moyen de ce reméde seulement, elle se rétablit en parfaite santé & en peu de jours, il se fit chez elle un heureux changement.

℞. *Salis Prunellæ scrupulos duos, Tartari Vitriolati grana decem, Aquæ Lactis alexiteriæ tres uncias, Aquæ Cinnamomi hordeatæ, Syrupi Martis spirituosi, singulorum uncias duas, Syrupi de quinque radicibus aperientibus unciam unam, & fiat Mistura de quâ capiat unum Cochleare largum vesperi & manè.*

OBSERVATION LXIII.

§. 552. Le 12 Novembre 1725. on vint me prier d'aller voir Mademoiselle S--- de Malden, dans le Comté d'Essex, âgée d'environ trente-six ans. Elle avoit une fievre Hectique ; elle étoit fort altérée & n'avoit aucun appétit ; ses régles étoient supprimées ; elle avoit des vapeurs, elle toussoit &

avoit beaucoup de peine à réfpi-
rer ; elle crachoit quelquefois
beaucoup & même du fang en
affez grande quantité. Je lui ordonnai ce qui fuit ; elle en réitéra
l'ufage, & au moyen de ces remédes, elle fe rétablit en parfaite
fanté.

℞. *Balfami Capivi femunciam, cujus capiat guttas quindecim vefperi &
manè, cum aliquantillo Sacchari albi
pulveris miftas.*

℞. *Radicis Enulæ Campanæ, ligni
Guaiaci, ligni Saffafras, fingulorum
femunciam; claufe concoquantur (in
Ollâ Figulinâ) cum Aquæ Benedictæ fimplicis libris tribus ad libras duas,
fub finem Decoctionis addendo Salis
Prunellæ, Salis Abfinthii, fingulorum
femidrachmam, Salis Martis riverii
grana decem; dein Liquori colato,
adde Syrupi Balfamici unciam unam,
& fiat Apozema, cujus capiat Cochlearia quinque bis, tervè in die.*

OBSERVATION LXIV.

§. 553. Le Samedi 17 Avril 1731. on vint me prier d'aller voir Mr. John Winden, âgé de trente deux ans; il y avoit environ six semaines qu'il avoit été pris par un grand froid & des frissons semblables à ceux d'un accès de fievre; ces symptômes avoient été suivis d'une fievre continue & d'une douleur de côté qui avoit duré deux jours, après quoi elle l'avoit quitté. Lorsque cette douleur cessa, il lui en prit une autre dans l'estomac & au travers du cœur, (ce sont ses termes) qui dura près de quinze jours. Après que la douleur de côté fut passée il s'enfla, & il sentit des picottemens dans différens endroits de son corps, tantôt dans l'un, tantôt dans l'autre, & fut toujours fort altéré depuis. Il fut saigné le second & le troisiéme jour de sa maladie. Sur la fin de la premiere semaine, il fut pris d'un dévoyement qui le travailla tantôt plus tantôt moins pendant quinze jours. Trois semaines après qu'il fut pris de mal, il lui survint une toux qui avoit toujours duré depuis; cette toux étoit très-violente, & le faisoit cracher beaucoup; ses crachats étoient quelquefois de couleur d'un jaune d'œuf pâle; quelquefois c'étoit une espece de pus ou de matiere purulente semblable à celle qui suppure des ulceres, d'autres c'étoit du sang tout pur; il vomissoit quelquefois de grandes quantités de ces sortes de matieres. Il est évident par tous ces symptômes qu'il avoit quelques ulceres aux poulmons.

§. 554. Il ne dormoit ni jour ni nuit, & avoit beaucoup de peine à respirer, il avoit la peau brûlante & étoit fort altéré pendant une bonne partie du jour. Quelquefois la dyarrhée le prenoit, &

il paſſoit enſuite quelques jours ſans en être incommodé. Il n'avoit aucun appétit, & avoit même de la répugnance pour toutes ſortes de potages. Je lui ordonnai ce qui ſuit.

℞. *Balſami Capivi unciam unam, cujus capiat guttas viginti, veſperi & manè, cum aliquantillo Sacchari albi pulveris miſtas.*

℞. *Radicis Tormentillæ drachmas duas, Antimonii Diaphoretici Coccinellæ, ſingulorum drachmam unam Salis Abſinthii, Salis Prunellæ, ſingulorum ſemidrachmam, Aquæ Lactis alexiteriæ ſex uncias, Aquæ Pulegii feſcunciam, Syrupi diacodii drachmas duas, miſceantur & fiat Julapium; de quo capiat unum Cochleare largum omni quadri horio, preſente vel abſente febre, Phiala priùs agitatà.*

℞. *Spiritus Vitrioli, tincturæ Croci, ſingulorum ſemunciam, & fiat*

Miftura ; cujus capiat fubinde in hauftu Cereviſiæ tenuis , vel infuſi Radicis Bardanæ majoris , vel hede-ræ terreftris , tot guttas quot fuf-ficiant ad faporem acidulum , præci-puè fiti urgente.

§. 555. Le Vendredi 23 Avril, fa femme vint me dire qu'il avoit pris conformément à mon Ordonnance des deux fortes de *gouttes,* que je lui avois prefcrites, & qu'il avoit pris régulierement de quatre heures en quatre heures une dofe de fon Julep, jour & nuit, tant qu'il avoit duré : elle me dit encore que dès qu'il eut pris deux fois de fon Julep il fe trouva beaucoup mieux, que depuis il avoit très-bien dormi, que fa toux avoit beaucoup diminué & qu'il refpiroit beaucoup plus à fon aife, qu'il crachoit beaucoup moins & que fes crachats étoient devenus blancs. Elle ajoûta que fon Julep avoit

duré

duré jufqu'au Mercredi , & que depuis qu'il n'en avoit plus, fa toux commençoit à empirer. Je lui ordonnai une double dofe de pareil Julep que je lui prefcrivis de prendre avec les mêmes précautions que le premier, & de continuer de même l'ufage de fes deux fortes de *gouttes*. Il s'y conforma & en très-peu de temps, relativement à fa mauvaife fituation, il fe débarraffa de fa fievre ; fa toux diminua de jour à autre, & il revint en parfaite fanté. Qu'on me permette d'obferver ici, que *lorfque la refpiration de vient plus libre, que d'un autre côté, la toux & les crachats amendent , c'eft une preuve certaine que le malade fe rétablit ; c'eft un fait que j'ai toujours obfervé.*

OBSERVATION LXV.

§. 556. Le Lundi 20 Mars 1732. on vint me chercher de la part de

Mr. J----s H---- de Halfield Peverel dans le Comté d'Essex, âgé d'environ vingt ans. Le 22 Février de l'année précédente, il avoit eu un accès de fievre qui par la suite se déclara le commencement d'une fievre intermittente quotidienne, accompagnée d'abord d'une douleur de côté (& de toux ensuite) qui dura six semaines & le quitta au bout de ce temps. Cette maladie fut encore accompagnée d'un dévoyement. On le saigna trois fois, & on lui applica un vessicatoire sur la partie malade.

§. 557. Vers la fin de ces six semaines, §. 556. il me dit qu'il avoit senti quelque chose se rompre intérieurement, ce fut alors que la toux le prit, il rejetta dans ce moment quantité de matiere par la bouche, cette matiere, à son rapport, étoit une espéce de pus épais & blanchâtre qu'il continua de rejetter en grande quantité pendant plusieurs semaines ; enfin il rejetta toujours depuis ce temps là, mais en moindre quantité que la premiere semaine.

§. 558. Je conjecturai de la, §. 557. qu'il y avoit quelques tubercules aux poulmons qui avoient suppuré & qui s'étoient ouvertes lorsqu'il commença à rejetter cette sorte de matiere purulente ; & que depuis ce temps là, il s'y étoit formé une ulcere qui ne s'étoit point guéri, ce qui paroissoit évident, par l'évacuation continuelle de cette sorte de matiere.

§. 559. Quoiqu'il s'imaginât que la fievre l'avoit en quelque façon quitté au bout de six semaines, néanmoins il fut toujours convalescent pendant tout l'Eté suivant. Sa toux & sa difficulté de respirer le tourmentoient toujours beaucoup, & pendant tout ce temps là, il ne reprit ni force, ni appétit, de sorte qu'il ne put re-

prendre le cours de ſes occupa-
tions ordinaires : C'étoit un Laboureur.

§. 560. Vers la Saint Michel,
ſon eſtomac commença à mieux
faire, il reprit des forces, & ren-
tra dans le train de ſes affaires auxquelles il vaqua juſqu'au 13 du
courant (§. 556. Mars) qu'il retomba de nouveau fort mal. Depuis ce temps-là, il ſentoit une douleur dans le côté gauche & dans
la poitrine du même côté. Il en
ſentoit auſſi quelquefois dans l'é-
paule & quelquefois dans le *creux
du cœur* : il avoit une petite fievre &
étoit fort altéré toutes les après-
midi & ſur le ſoir, & pour lors ſes
douleurs le tourmentoient davantage. Sa toux & ſa difficulté de reſpirer avoient beaucoup augmenté.
Il n'avoit plus aucun appétit. Il
avoit le viſage extrêmement pâle
& avoit perdu tout ſon embonpoint
& ſes chairs. La toux venoit conti-

nuellement interrompre son sommeil. Son pouls étoit vîte & foible, mais assez égal. Ses urines étoient chaudes, fort hautes en couleur, mais depuis peu elle s'étoient épaissies & paroissoient plus chargées au fond du verre, cependant, elles n'étoient pas pour cela plus claires à la surface. Il alloit à la selle une fois par jour, & ne suoit point du tout pendant la nuit. Je lui ordonnai de prendre le lait matin & soir, pour son déjeuner & pour son souper, & lui prescrivis les remédes suivans.

℞. *Balsami Capivi semunciam, cujus Vesperi & mane capiat guttas Viginti, cum aliquamtillo Sacchari albi Pulveris mistas.*

℞. *Florum Sulphuris drachmas duas, Mellis uncias quatuor, Olei Olivarum unciam unam, & fiat Mistura pectoralis; cujus capiat aliquantillum subinde tussi urgente.*

℞. *Pulveris èchelis Cancrorum simplicis , Antimonii diaphoretici , Coccinellæ , fingulorum fcrupulos duos Mille pedarum præparatarum , Croci fingulorum fcrupulum unum , Salis Abfinthii fcrupulos duos & femis , Salis fuccini volatilis grana decem , Aquæ Lactis alexiteriæ fex uncias , Aquæ Brioniæ compofitæ , Syrupi Balfamici , fingulorum unciam unam , mifceantur & fiat* Julapium *alterans & attenuans ; de quo capiat unum Cochleare largum omni quadrihorio Phiala priùs agitata.*

Subinde bibat Hauftum Pfeudo-Theæ , cum Radice Bardanæ majoris & Foliis hederæ terreftris præparatæ.

§. 561. Le Vendredi 24 Mars, il vint pour me confulter une feconde fois , & me dit que fa toux étoit plus fréquente ; qu'il crachoit beaucoup davantage ; qu'il avoit la refpiration tant foit peu plus libre , qu'il avoit eu très-peu de fievre les deux après-midis précédentes , & qu'il dormoit mieux depuis qu'il ufoit des remédes que je lui avois ordonné ; que fon altération n'étoit plus fi grande & qu'il n'alloit à la felle qu'une fois par jour comme auparavant. Je lui trouvai le pouls un peu plus fort que la premiere fois & pas tout a fait fi vîte. Je lui ordonnai ce qui fuit.

Pergat in ufu Balfami Capivi , & Julapii die Martis vigefimo præfcripti.

℞. *Radicis Zedoariæ , Florum Chamemeli fingulorum drachmam unam , Caftorei fcrupulum unum, Balfami Tolutani fcrupulos duos , Balfami Peruviani guttas viginti , picis Liquidæ , quantitatem fufficientem mifceantur & fiant Pilulæ mediocres cum Pulvere èchelis Cancrorum fimplicis involvendæ , quarum capiat quatuor una horâ ante prandium.*

§. 562. Le Mardi 4 Avil, il vint me voir une seconde fois & me dit, qu'il avoit craché beaucoup plus abondamment, & même jusqu'à la quantité d'une pinte par vingt-quatre heures, excepté depuis deux jours qu'il ne crachoit plus tant. Il me dit encore qu'il avoit la respiration beaucoup plus libre; qu'il ne sentoit plus de douleur à moins qu'il ne fit quelque effort pour tousser, auquel cas, il sentoit encore quelques petits élancemens dans le côté; qu'il ne s'étoit point du tout apperçu que la fievre l'eût pris; que ses urines avoient repris leur couleur naturelle; qu'il dormoit assez bien; que l'appétit lui étoit beaucoup revenu; qu'il s'appercevoit sensiblement d'un jour à l'autre que ses forces se réparoient, & qu'il avoit presque fini la troisiéme phiole de son Julep. Je lui ordonnai ce qui suit.

Repetatur

Repetatur Julapium die Martis vigesimo præscriptum, cujus capiat Dosim horis sextis.

Pergat in usu Balsami Capivi, & Pilularum die Martis vigesimo quarto præscriptarum.

§. 563. Il revint une troisiéme fois le Jeudi 13 Avril. Je m'apperçus bien que son rétablissement avoit été fort prompt. Il me dit qu'il ne sentoit plus aucun vestige de sa fiévre; qu'il respiroit avec beaucoup de liberté; qu'il toussoit rarement & crachoit très-peu; qu'il avoit fort bon appétit; qu'il dormoit bien, que ses urines avoient repris leur couleur naturelle : Il ajouta qu'il avoit pris presque quatre phioles de Julep, trois de Beaume de Copahu & deux petits pots de Pilules; surquoi je lui ordonnai ce qui suit.

Tome II.   B b

℞. *Radicis Zedoariæ , Florum Cha-mæmeli, singulorum sesqui drachmam, Lactis Sulphuris , Coccinellæ , Croci , singulorum semi-drachmam , Balsami tolutani sesquidrachmam , Balsami Peruviani guttas quadraginta, picis Liquidæ quantitatem sufficientem, & fiant Pilulæ mediocres , quarum capiat quatuor bis in die , superbibendo hau-stum infusi Radicis Bardanæ majoris.*

§. 564. Le Jeudi 4 Mai 1732. il vint me consulter pour la derniere fois. Il me dit qu'il s'étoit trouvé enrhumé , & qu'à cette occasion, il avoit été repris d'une toux dont il se trouvoit fort in-commodé. Pour y remédier , je lui ordonnai ce qui suit, au moyen de quoi cette toux se passa, & il se rétablit une seconde fois sans aucun autre reméde , excepté du syrop de fleurs de Tussilage qu'il avoit fait faire chez lui,

℞. *Balsami Capivi drachmas duas ; dissolvantur cum vitelli ovi recentis sex drachmis, dein adde Syrupi Balsamici unciam unam ; Vini albi montani sex uncias, & fiat* Mistura pectoralis ; *cujus capiat unum Cochleare largum Vesperi & Manè.*

℞. *Spermatis Ceti Pulverati, scrupulos quatuor, Florum Sulphuris drachmas duas, Salis Prunellæ grana triginta, Croci grana decem, Conservæ Rosarum Rubrarum semunciam, Syrupi Baccharum Sàmbuci duas uncias, Olei amygdalarum dulcium unciam unam, misceantur secundum artem & fiat* Linctus pectoralis ; *de quo capiat aliquantillum subinde urgente tussi.*

OBSERVATION LXVI.

§. 565. Le Jeudi 15 Juin 1732. Mr. Hugh Homan, Cordonnier

de Witham, dans le Comté d'Effex, âgé de près de quarante ans
vient me confulter. Environ vingt
un mois auparavant il avoit été
pris d'une fiévre intermittente,
qui ne le quitta que vers Noel
fuivant. A cette fiévre fuccéda
une toux qui avoit toujours duré
depuis ce temps là. Au Printemps
fuivant il fe trouva attaqué d'une
efpéce de galle, furquoi fon Chi-
rurgien, (qui le traitoit depuis le
commencement de fa maladie)
jugea à propos de le faigner quatre fois, quant à moi il me fem-
ble que cette forte d'éruption de
voit empêcher d'en venir feulement une fois à une pareille évacuation.

§. 566. Il me dit que fa toux le
tourmentoit rarement la nuit, mais
qu'elle l'importunoit beaucoup
pendant toute la journée & particulierement le matin, qu'alors il rejettoit une quantité prodigieufe de

matiere épaisse & jaunâtre ; qu'il étoit épuisé & d'une foiblesse extrême ; qu'il avoit beaucoup de peine à respirer. Ses urines étoient hautes en couleur ; il avoit quelquefois des accès de fiévre l'après-midi ; il dormoit ordinairement assez bien , quelquefois il suoit le matin , & alloit à la selle deux ou trois fois par jour & rendoit ses excrémens liquides ; il me dit encore qu'il avoit assez bon appétit, mais que néanmoins il étoit fort maigri. Je lui ordonnai les remédes suivans.

℞. *Balsami Capivi unciam unam, cujus capiat guttas Viginti quinque Vesperi, & Manè cum alliquant illo Pulveris Sacchari albi mistas.*

℞. *Spiritus Vitrioli semunciam, cujus ter in die capiat in haustu decocti Cornu Cervi rasurarum tot guttas quot sufficiant ad moderatam aciditatem.*

§. 567. Il revint une seconde fois le Jeudi 22 Juin, & me dit qu'il étoit beaucoup mieux qu'auparavant. Je lui ordonnai ce qui suit.

Pergat in usu Balsami Capivi.

℞. *Anthimonii diaphoretici, Florum Sulphuris, Florum Chamæmeli, Coccinellæ singulorum drachmam unam, Croci semi-drachmam unam, Myrrhæ semi-drachmam, picis liquidæ quantitatem sufficientem, misceantur & fiant Pilulæ mediocris, quarum capiat quatuor bis in die, superbibendo haustum Cerevisiæ in qua Herba Ruta fuerit infusa.*

§. 568. Il revint pour la troisiéme fois le Vendredi 14 Juillet, il paroissoit alors se porter beaucoup mieux. Il me dit que sa toux avoit beaucoup amandé, qu'il ne crachoit plus tant & qu'il avoit la respiration bien plus libre ; il ajouta que bien loin de s'appercevoir

d'aucun amaigriffement, il fentoit
au contraire que les forces lui revenoient, & qu'il étoit beaucoup
plus vigoureux. Je lui ordonnai ce
qui fuit.

Pergat in ufu Balfami Capivi.

℞. *Radicis Gentianæ drachmas
duas, Florum Sulphuris, Florum Chamæmeli fingulorum fefqui drachmam,
Coccinellæ drachmam unam, Salis
Martis grana decem, Myrrhæ fcrupulos quatuor, Confervæ Abfinthii
Romani unciam unam, Syrupi Baccarum Sambuci quantitatem fufficientem, mifceantur & fiat* Electuarium
*attenuans & corroborans ; dequo
capiat quantitatem Nucis Mofcatæ
largæ bis in die, Superbibendo hauftum
Cerevifiæ cum ruta medicatæ.*

§. 569. Il revint pour la derniere fois le Mardi premier d'Août
& me dit que fa fanté alloit de
mieux en mieux d'un jour à
B b iiij

l'autre ; enfin qu'il se sentoit si bien qu'il ne croyoit pas avoir besoin de prendre de remédes plus long-temps. Mais je jugeai à propos qu'il en continuât encore l'usage, sur-quoi je lui ordonnai ceux qui sui-vent, au moyen dequoi il s'est par-faitement bien rétabli.

℞. *Balsami Capivi semunciam, dissolvatur cum vitello recentis ovi, dein adde Vini Canariensis uncias sex & fiat* Mistura pectoralis ; *de qua capiat unciam unam, Vesperi & Manè.*

℞. *Radicis Gentianæ, Florum Chamæmeli, seminum Anisi, singulorum drachmam unam, Croci semi-drach-mam, Salis Martis grana decem, Myrrhæ scrupulos quinque, Balsami Peruviani quantitatem sufficientem, & fiant* Pilulæ mediocres, *quarum capiat quatuor bis in die superbibendo haustum Pseudo-Theæ, cum Radice Bardanæ majoris præparatæ.*

CHAPITRE XXIII.

*Obſervations ſur les Fiévres Rémit-
tentes Mixtes , & différentes
Obſervations de Fiévres continues
Mixtes.*

OBSERVATION LXVII.

§. 570. LE Vendredi 26 Mars
1731. on vint me prier
d'aller voir Mr. Richard Auger,
près de Fauborn, dans le Comté
d'Eſſex. C'étoit un jeune homme
d'environ vingt ans, d'un tempérament phlegmatique & d'une
conſtitution très - matérielle. Le
Lundi précédent il avoit été pris
d'une fievre qui s'étoit déclarée
Rémittente, il étoit fort altéré,
& touſſoit aſſez, mais il crachoit
très peu, ou plutôt point du tout.
Il n'avoit pas la peau extrêmement

chaude; son pouls étoit assez vîte, mais il n'étoit point par trop fort; il se plaignoit de douleurs à la poitrine & dans les os, mais entre autre, au travers de la poitrine du côté gauche. Il étoit toujours fort agité & dans des sueurs gluantes, & avoit un dévoyement continuel. Cette sorte de fievre venoit selon moi en partie de la dissolution des humeurs & en partie de leur épaississement occasionné par des humeurs visqueuses ou par des particules de matiere trop grossieres pour pouvoir circuler librement. Je lui prescrivis le régime & les boissons dont il devoit user conformément au principes que j'ai étaiblis pour ces sortes de maladies & lui ordonnai ce qui suit.

℞. *Radicis Tormentillæ drachmam unam, Boli Armeniæ, Florum Sulphuris, singulorum grana Triginta, Salis Succini volatilis grana sex,*

Conservæ fructuum Cynosbati drach-
mas tres, Syrupi de Althea quantita-
tem sufficientem, misceantur & fiat
Electuarium; de quo capiat quanti-
tatem Nucis Moscatæ post singulas
alvi dejectiones.

℞. *Pulveris èchelis Cancrorum sim-*
plicis, Lapidis Contrayervæ singulo-
rum grana triginta, Antimonii dia-
phoretici, Coccinellæ, Salis Absinthii,
singulorum drachmam unam, Croci
grana decem, Aquæ Pulegiæ uncias
septem & semis, Syrupi diacodii se-
munciam, Spiritus Nitri dulcis gut-
tas traginta : misceantur & fiat Ju-
lapium; de quo capiat unciam unam
omni trihorio, Phialâ prius agitatâ.

℞. *Spiritus Nitri dulcis drachmas*
duas, cujus capiat guttas viginti in
haustu decocti Cornu Cervi rasura-
rum subinde siti urgente.

Emplastra Epispastica *Brachiis in-*
ternis infra Cubitos applicentur.

§. 571. Le lendemain il envoya un Exprès me dire qu'il avoit pris trois ou quatre fois de son Electuaire, du Julep & des gouttes selon mon Ordonnance ; & qu'il avoit affez bien dormi particulierement vers la fin de la nuit ; que son dévoyement & son altération avoient beaucoup diminué ; qu'il ne fuoit plus comme à son ordinaire ; enfin que ses douleurs dans la poitrine & dans les os étoient paffées. Je lui confeillai de continuer l'ufage des remédes que je lui avois prefcrit la veille, & en très-peu de temps fa fiévre fe paffa de même que tous les mauvais fymptômes qui l'accompagnoient.

OBSERVATION LXVIII.

§. 572. Le 20 Juin 1724. on vint me confulter fur la maladie d'une petite fille âgée de neuf mois, qui avoit une fievre continue accompa-

gnée de dévoyement & de vomissement : elle avoit la peau brûlante
& le pouls très-fréquent. Je la fis
fevrer, parce que fa mere étoit
groffe à mi-terme d'un autre enfant. Je lui ordonnai le mêlange
fuivant qui la foulagea tout d'un
coup, & au moyen duquel elle fe
guérit de fa fievre & de tous les
fymptômes qui l'accompagnoient.

℞. *Pulveris Echelis Cancrorum*
fimplicis, occulorum Cancrorum præ-
paratorum, Mufci Corallini præpa-
rati fingulorum fcrupulum unum,
Antimonii diaphoretici Cornu Cervi
calcinati fingulorum grana feptem,
Salis Prunellæ grana quinque, Aquæ
Cinnamomi Hordeatæ tres uncias Sy-
rupi de Altheâ, Syrupi Balfamici fin-
gulorum drachmas tres, Syrupi è fuc-
co Limonum drachmas duas, & fiat
Miftura; dequâ capiat unum Cochleare
quartis vel fextis horis Phialâ priùs
agitatâ.

OBSERVATION LXIX.

§. 573. Le Vendredi 18 Mars 1732. on vint me prier d'aller voir Madame S—— C——, âgée de vingt ans, qui demeuroit à peu près à un quart de lieue de Witham. Elle avoit accouché six jours auparavant, & tout alloit bien quant à sa couche du moins à ce qu'on m'assura : Mais elle avoit alors une fiévre continue accompagnée de douleurs dans le dos, de maux de cœur, d'envie de vomir & de saignemens de nés. Je lui prescrivis les remédes suivans, qui arrêterent son hémoragie tout d'un coup, & au moyen desquels elle se débarrassa bien-tot de sa fiévre.

℞. *Corallii Rubri præparati, Coccinellæ, Salis Absinthii, singulorum semi-drachmam, Salis Succini volatilis grana decem, Aquæ Lactis ale-*

xiteriæ tres uncias, Aquæ Cinnamomi fortis, Aquæ Bryoniæ compositæ singulorum semunciam, Spiritus Nitri dulcis guttas viginti, Sacchari Albissimi quantitatem sufficientem, ad gratum saporem, misceantur & fiat Julapium; *de quo capiat unum Cochleare largum tertiis vel quartis horis Phialâ priùs agitatâ.*

℞. *Spiritus vini rectificati unciam unam quo nasus & Nares foveantur, & cujus aliquantillum naribus insuffletur.*

§. 574. Le Dimanche 16 Avril, on me manda une seconde fois, parce que la fiévre l'avoit reprise. Elle n'avoit plus ces maux d'estomac, & ces envies de vomir qui la tourmentoient auparavant, mais elle se plaignoit beaucoup d'une douleur qu'elle avoit dans le rein, dans l'aîne & dans la cuisse gauche; elle urinoit cependant fort foiblement. Je lui ordonnai ce qui suit.

℞. *Antimonii Diaphoretici, lapidis contrayervæ singulorum semidrachmam, Salis Absinthii scrupulos duos, Croci grana decem, Aquæ Pulegii tres uncias , Aquæ Brioniæ compositæ, Syrupi Balsamici singulorum semunciam, Spiritus Nitri dulcis guttas triginta , misceantur ; & fiat Julapium, de quo capiat unun Cochleare largum tertiis horis superbibendo haustum pseudo Theæ cum Melissâ vel Hederâ terrestri præparatæ.*

℞. *Spiritus Nitri dulcis drachmas duas, cujus capiat guttas quindecim vel viginti subinde in haustu liquoris cujuslibet.*

§. 575. Le Mercredi 19 Avril, elle me fit dire par un Exprès que sa fiévre n'empiroit point ; mais que ses douleurs la tourmentoient autant

tant que jamais. J'ordonnai qu'on lui fit boire de temps à autre de l'eau de Gruau dans laquelle on auroit fait bouillir des feuilles de Mauves, & par intervalles un verre de décoction de fleurs de Camomille; j'y ajoutai les remédes suivans, au moyen desquels sa siévre & ses douleurs se passerent.

℞. *Salis Absinthii scrupulos duos, Salis Succini volatilis croci singulorum grana decem, Aquæ Lactis Alexiteriæ tres uncias, Aquæ Brioniæ compositæ, Syrupi de quinque radicibus aperientibus singulorum semunciam, misceantur, & fiat, Julapium, de quo caviat unum Cochleare largum omni trihario, Phialâ priùs agitatâ.*

℞. *Spermatis Ceti scrupulos duos, Olei Amygdalarum dulcium unciam unam, Olei Juniperi Chimici guttas duodecim, Syrupi de Althæa, Syrupi*

*Diacodii singulorum semunciam, &
fiat secundum artem Mistura emolliens & anodina, cujus capiat semunciam sextis vel octavis horis, durante dolore, vase prius agitato.*

OBSERVATION LXX.

§. 576. Le Jeudi 16 Décembre
1731. On me consulta sur la maladie d'un enfant de M---- R----,
de Revenal dans le Comté d'Essex.
C'étoit une petite fille âgée de cinq
ans : elle avoit été prise le Lundi
d'auparavant vers midi : son mal
s'étoit déclaré par un grand mal
de tête & une fiévre violente qui
selon le rapport de sa mere ne
l'avoit point quittée depuis ; elle
avoit toujours eu la peau brûlante
& été fort altérée ; elle avoit beaucoup de peine à respirer ; son estomac étoit chargé & elle avoit le
dévoyement. Sa mere me dit encore qu'elle étoit fort incommo-

dée de la toux & qu'elle ne pouvoit toufler à caufe qu'elle avoit l'eftomac & les parties voifines trop embarraffées. Je lui ordonnai la potion fuivante.

℞. *Antimonii Diaphoretici , Lapidis Contrayervæ fingulorum grana decem, Cretæ albæ fcrupulos duos , Aquæ Lactis alexiteriæ tres uncias & femis , Aquæ Cinnamomi fortis femunciam, Sacchari albiffimi quantitatem fufficientem ad gratum faporem ; & fiat* Miftura, *cujus capiat Cochleare unum mediocre, quartis horis , Phialâ priùs agitatâ.*

§. 577. Le 18 Décembre, on me fit dire par un Exprès que la fiévre de cette petite fille avoit beaucoup tombé ; que la Malade refpiroit avec beaucoup plus de liberté ; qu'elle n'avoit plus l'eftomac fi embarraffé ; qu'elle étoit très-peu altérée, & qu'elle n'alloit plus à la felle fi fréquemment. J'ordonnai qu'on lui fit continuer l'ufage de fa potion, qu'on la réiterât & qu'on la lui fît prendre avec les mêmes précautions, au moyen de quoi elle fe rétablit en très-peu de temps.

OBSERVATION LXXI.

§. 578. Le Jeudi premier Juillet 1731. on vint fur les neuf à dix heures du foir me prier d'aller voir M. S----S----, de Witham, dans le Comté d'Effex, âgé d'environ fept ans. Il avoit été attaqué le jour précédent, premierement d'une douleur & d'un efpéce de feu dans l'œil gauche & dans tout ce côté de la tête, après quoi il s'étoit affoupi ; il avoit prefque toujours dormi depuis, mais il fe réveilloit fouvent pendant quelques minutes & s'endormoit tout de fuite après. Son réveil étoit or-

dinairement accompagné de convulsions qui lui occasionnoient une
espéce de délire, & il avoit rarement eu la connoissance. Son pouls
étoit vite & pas de beaucoup plus
fort que dans l'état de santé. Il
étoit altéré, mais pas extrêmement. Il n'étoit point allé du tout
à la selle depuis qu'il étoit tombé
malade. Je lui fis donner un lavement émollient, & lui ordonnai les remédes suivans.

℞. *Aquæ Rutæ unciam unam,
Aquæ Hungaricæ, aceti optimi, singulorum semunciam ; misceantur pro
fotu quo tempora, nucha, frons &
nares subinde foveantur.*

℞. *Pulveris Echelis cancrorum simplicis, Musci Corallini præparati singulorum semi drachmam, Antimonii
Diaphoretici, Salis Absinthii singulorum grana decem, Aquæ Lactis
alexiteriæ tres uncias, Succi rutæ re-*

center expreſſi drachmas duas, Syrupi e ſucco Limonum drachmas ſex; miſceantur, & fiat Julapium, de quo capiat unum Cochleare largum, ſecundis vel tertiis horis, Phialâ priùs agitatâ.

℞. *Olei Macis per expreſſionem drachmam unam, Olei Amygdalarum œmararum drachmas tres, Olei Abſinthii Chimici guttas decem; miſceantur & fiat Linimentum, quo regio ventriculi & umbiculi manu tepidâ inungatur.*

℞. *Spiritûs Vitrioli dulcis drachmam unam, Aquæ Cinnamomi fortis drachmas tres, & fiat Miſtura alterans, cujus ſubinde capiat in hauſtu cereviſiæ tot guttas, quot ſufficiant ad moderatum acorem.*

§. 579. Moyennant l'uſage de ces remédes, la fiévre & tous les ſymptômes qui l'accompagnoient l'avoient quitté le Dimanche 4 Juillet. Pour lors je lui ordonnai la potion laxative suivante.

℞. *Foliorum Senæ semi-drachmam, seminum Carvi drachmam unam, Mannæ Calabrinæ semunciam ; coquantur cum Aquæ fontanæ quantitatem sufficientem, ad uncias duas, dein liquori collato, adde Salis Succini volatilis, granum unum, tincturæ Croci guttas viginti ; & fiat* Potio laxans, *craftino mane bibenda.*

§. 580. Le Lundi 5 Juillet, je retournai le voir, & le trouvai si bien que je ne jugeai plus à propos de lui rien ordonner.

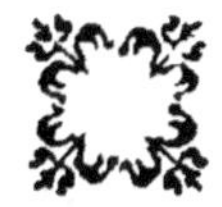

CHAPITRE XXIV.

Observations sur les Pleurésies Mixtes.

OBSERVATION LXXII.

§. 581. LE Mardi 20 Janvier 1731. on vint dans la matinée me prier d'aller voir Mademoiselle H--- S---, de Little Braxhted dans le Comté d'Essex, âgée d'environ vingt-deux ans. Elle avoit été attaquée le Jeudi ou le Vendredi précédent d'une fiévre continue accompagnée d'une violente douleur dans le côté gauche, d'une toux & d'un crachement de matiere sanguinolente & purulente. Je lui trouvai le pouls vite, mou & foible. Elle avoit la langue extrêmement séche & de couleur brune. Elle n'avoit pas grande chaleur

chaleur à la peau, mais elle étoit fort altérée; elle ne se plaignoit point absolument d'une grande difficulté de respirer à moins que ses douleurs ne fussent fort aigues. Elle n'avoit point été saignée & on ne lui avoit rien donné que du Thé & quelques potions par le conseil de ses voisins. Je lui ordonnai ce qui suit.

℞. *Antimonii Diaphoretici, lapidis contrayervæ, Coccinellæ, Salis Absinthii, singulorum scrupulos duos, Salis succini volatilis grana decem, Croci grana octo, Aquæ Lactis Alexiteriæ sex uncias, Aquæ Brioniæ compositæ semunciam, Sirupi Balsamici semunciam; misceantur, & fiat Julapium, de quo capiat Cochlearia duo larga, secundis vel tertiis horis post Phialæ agitationem, superbibendo haustum decocti ficuum, vel infusi salviæ.*

℞. *Spermatis Ceti scrupulos duos,*

Olei Amygdalarum dulcium unciam nnam, Syrupi Balsamici, Syrupi de Althæa, singulorum semunciam, Olei Nucis Moscatæ guttas quatuor ; & fiat secundum artem Mistura pectoralis, cujus capiat drachmam unam, frequenter urgente tuſſi.

℞. *Spiritus Salis ammoniaci volatilis drachmam unam, cujus capiat guttas quindecim, sextis vel octavis horis in hauſtu feri lactis in quo flores Chamæmeli incocti fuerint.*

Emplaſtra Epiſpaſtica *brachiis internis infra cubitos applicentur.*

§. 582. Le Mercredi 27 Janvier, elle envoya un Exprès me dire que sa toux n'étoit plus si violente, mais qu'elle avoit toujours sa douleur de côté : que sa fiévre étoit tant soit peu diminuée, & qu'elle avoit rendu une ou deux fois des extrêmens très-

liquides. Je lui conseillai de continuer l'usage des remédes que je
lui avois ordonnés précédemment,
de se faire appliquer des vessicatoires au côté dans l'endroit ou
elle sentoit sont mal, & de se faire
faire une décoction blanche pour
en boire de temps à autre en cas
que son dévoyement vint à augmenter.

§. 583. Le Vendredi 29 Janvier, elle envoya une seconde fois
me dire qu'elle n'avoit plus de fiévre : mais qu'elle avoit la bouche
mauvaise, qu'elle étoit très-foible
& qu'elle dormoit fort peu : Surquoi je lui ordonnai ce qui suit,
& au moyen de ces remédes elle
se rétablit bien-tôt en parfaite
santé.

℞. *Spiritus Salis armoniaci volatilis*
drachmas tres, tincturæ Castorei car-
minativæ drachmam unam, & fiat
Mistura, de qua capiat guttas vigin-

ti, sextis vel octavis horis in haustu seri Lactis, in qua flores Chamœmeli incocti fuerint, vel in haustu decocti cornu cervi rasurarum.

℞. *Lapidis Contrayervæ, Coccinellæ, Salis-Prunellæ, singulorum scrupulum unum, Aquæ Lactis alexiteriæ, Aquæ Brioniæ compositæ, singulorum unciam unam, Syrupi Diacodii duas uncias, & fiat Mistura pro dosibus quatuor, quarum capiat unam singulis noctibus, hora septima & Phialâ priùs agitatâ.*

℞. *Corticis ulmi interioris uncias duas, foliorum Malvæ manipulum unum, Gummi mastiches drachmas duas; coquantur cum Aquæ Fontanæ libra una, Aquæ benedictæ simplicis semilibra ad libram unam, dein liquoris colati duodecim unciis, adde Spiritus vini rectificati duas uncias, Syrupi de Althæa, Mellis Rosati, singulorum unciam unam, & fiat Gargarismus frequenter & tépide utendus.*

§. 584. Je dois obſerver ici que Mr. R----t S---n, jeune homme d'environ vingt-cinq ans, & frere de cette jeune Dame, avoit été attaqué d'une pareille fiévre dont il étoit mort le jour ou la veille qu'elle fut priſe, & qu'on l'avoit ſaigné. Leur mere étoit morte auſſi quelques jours auparavant de la même maladie. Quantité de perſonnes furent attaquées de cette ſorte de fiévre qui regna pendant tout le mois de Janvier & le mois de Février ſuivant ; & je n'ai point entendu parler qu'il en ait réchappé aucun de ceux qui furent ſaignés, quelques jeunes qu'ils fuſſent. Jamais je n'ai eu recours à la ſaignée dans cette maladie, & je me ſuis toujours bien trouvé de l'uſage des alterans propres à corriger la mauvaiſe qualité des fluides, & à fortifier l'action des ſolides.

OBSESVATION LXXIII.

§. 585. Le Jeudi 11 Mars 1731, on vint me chercher fur le foir pour aller à Little Braxfted voir le fils de Madame Halles, qui pour lors étoit âgé de dix ans. Il avoit été pris le Samedi précédent d'une fievre continue accompagnée de douleur dans les côtés, de toux & de dévoyement ; il étoit fort altéré, la chaleur de fa peau n'étoit point extraordinaire, fon pouls étoit vîte & foible, fes urines de couleur de vin blanc, claires, & fans fédiment, je lui prefcrivis les remédes fuivans.

℞. *Corallii rubri præparati, Antimonii Diaphoretici, Salis Abfinthii fingulorum fcrupulos duos, Coccinellæ femidrachmam, Lapidis Contrayervæ fcrupulum unum, Croci grana fex, Aquæ Lactis Alexiteriæ duas uncias & femis, Aquæ Cinnamomi fortis unciam unam, Syrupi Balsamici semunciam, Spiritus Nitri dulcis guttas viginti ; & fiat Mistura alterans & attenuans, de qua capiat unum Cochleare largum, horis secundis, vel tertiis Phialâ priùs agitatâ, & superbibendo haustum liquoris cujuslibet.*

℞. *Spiritus Nitri dulcis, tincturæ Croci singulorum drachmam unam, & fiat Mistura, cujus subinde capiat guttas quindecim in haustu decocti Cornu Cervi rasurarum.*

Emplastra Epispastica *tibiis internis applicentur.*

§. 586. Le Vendredi 13 Mars on envoya un Exprès sur le soir pour me dire que sa toux alloit mieux, que ses douleurs avoient beaucoup diminué, & que sa fievre n'étoit plus à beaucoup près si forte; mais que son dévoyement continuoit toujours : Surquoi je

D d iiij

lui ordonnai les remédes suivans, au moyen desquels sa fievre sa toux & son dévoyement se passerent en très-peu de temps.

℞. *Pulveris Echelis cancrorum simplicis, Cornu Cervi calcinati, Antimonii Diaphoretici, Salis Absinthii singulorum scrupulos duos, Coccinellæ semidrachmam, Lapidis contrayervæ scrupulum unum, Croci grana sex, Aquæ Lactis alexiteriæ duas uncias & semis, Aquæ Cinnamomi fortis unciam unam, Syrupi e succo limonum, Syrupi Balsamici singulorum drachmas duas, Spiritus Nitri dulcis guttas viginti, & fiat* Mistura alterans *&* attenuans, *cujus capiat unum* Cochleare largum, *tertiis horis Phialâ priùs agitatâ.*

℞. *Boli Armeniæ scrupulos duos, Diacodii sine melle scrupulum unum, Aquæ Lactis alexiteriæ duas uncias & semis, Aquæ Cinnamomi fortis un-*

ciam unam, Spiritus Nitri dulcis gut-
tas viginti, Syrupi e succo limonum,
Syrupi Balsamici singulorum drach-
mas duas, & fiat Miftura abforbens
& alterans ; *cujus capiat unun Co-*
chleare post singulas alvi dejectiones
liquidas, Phiolâ priùs agitatâ.

OBSERVATION LXXIV.

§. 587. Le Lundi 3 d'Août
1730, on vint fur le foir me prier
d'aller voir Mr. H----de Witham,
âgé de quarante ans ; il avoit une
fiévre continue accompagnée de
douleur de côté, & d'un grand
abattement d'efprits : fon pouls
étoit vîte & foible ; il étoit extrêmément altéré & fort agité ; du
refte il n'avoit pas la peau exceffi-
vement chaude. Ses urines étoient
à peu près de même que dans
l'état de fanté, claires & fans fédiment, ni nubicule. Je lui ordonnai les remédes fuivans.

℞. *Salis Abſinthii ſcrupulum unum,
Aquæ Laĉtis alexiteriæ ſex uncias,
Aquæ Brioniæ compoſitæ, ſeſcunciam
Spiritus lavendulæ compoſiti, tinĉtu-
ræ Croci, ſingulorum drachmam unam,
Spiritus Nitri dulcis guttas triginta,
Syrupi Balſamici drachmas duas, miſ-
ceantur, & fiat* Julapium cardia-
cum, *de quo capiat Cochlearia duo
ſubinde.*

℞. *Spiritus Vini reĉtificati ſeſcunciam, Tinĉturæ ſuccini, Aquæ Hungaricæ, ſingulorum drachmas duas,
miſceantur pro fotu, quo latus affec-
tum ſubinde foveatur.*

Emplaſtra Epiſpaſtica *brachiis internis infra cubitos applicentur.*

§. 588. J'y retournai le lendemain ſur le ſoir, il étoit un peu
plus éveillé & ne ſe plaignoit pas
tant de ſa douleur de côté. Il

me dit que les veſſicatoires lui
avoient fort bien fait , mais la
fiévre continuoit toujours. Je lui
ordonnai ce qui ſuit.

℞· *Radicis Serpentariæ virginianæ ,*
Coccinellæ ſingulorum grana duode-
cim , Florum Sulphuris ſcrupulos duos ,
Antimonii Diaphoretici , Salis Pru-
neliæ ſingulorum ſcrupulum unum ,
Caſtorei Ruſſiæ grana ſex; miſceantur,
& fiat Pulvis *in partes quatuor æqua-*
les dividendus , quarum capiat unam
omni quadri horio , cum uno Cochleari
miſturæ ſequentis miſtam , ſuperbiben-
do hauſtum liquoris cujuſlibet.

℞. *Aquæ Pulegii unciam unam ,*
Syrupi de quinque radicibus aperien-
tibus , Syrupi Balſamici ſingulorum
ſemunciam , & fiat Miſtura *pro pul-*
veribus.

§. 589. Lorſque je retournai le
voir le Mercredi 5 Août , je trou-

vai que fa fiévre avoit beaucoup diminué, & que fes veſſicatoires avoient fuppuré confidérablement ; en conféquence je lui confeillai de coutinuer l'uſage des poudres & de la potion que je lui avois ordonnée la veille, & d'en prendre une doſe feulement de fix heures en fix heures.

§. 590. Le Jeudi 6 Août, on me fit dire par un Exprès, que fa fiévre alloit beaucoup mieux, mais que les ulceres des veſſicatoires le tourmentoient & lui faifoient beau-coup de mal ; furquoi je lui con-feillai de coutinuer l'uſage des remédes preſcrits par ma derniere Ordonnance, & de penſer les ul-ceres de fes veſſicatoires avec le liniment fuivant.

℞. *Aquæ Calcis, Olei Olivarum ; ſingulorum ſemunciam; optime miſcean-tur, ut fiat* Maſſa Homogenea *pro linimento.*

§. 591. Je retournai le voir le lendemain dans l'après-midi, & le trouvai sans fiévre, mais il étoit extrêmément affoibli & avoit les esprits abattus ; surquoi je lui ordonnai les remédes suivans, au moyen desquels il recouvra ses esprits & ses forces en très-peu de temps.

℞. *Radicis Serpentariæ Virginianæ, Lapidis Contrayervæ, Antimonii Diaphoretici, Florum Sulphuris singulorum semidrachmam, Myrrhæ scrupulos duos, Balsami Peruviani guttas viginti, Syrupi Balsamici quantitatem sufficientem, misceantur, & fiant Pilulæ mediocres, quarum capiat quatuor vesperi & mane.*

℞. *Spiritus Lavendulæ compositi drachmas duas, Spiritus Salis volatilis Oleosi, Tincturæ Croci, singulorum drachmam unam, & fiat Mistura cardiaca, de qua capiat guttas quadraginta bis terve in die , Cyato Vini Canariensis.*

§. 592. On doit remarquer ici que cette fiévre ne fut point accompagnée de toux & de crachemens , comme il arrive d'ordinaire dans les fiévres de cette espéce. Voici pourquoi, selon mon avis ; l'inflammation des parties malades étoit moindre qu'elle ne l'est d'ordinaire, elle s'est par conséquent dissipée plutôt : d'un autre côté cette fiévre dépendoit davantage de la dissolution des humeurs que de leur épaississement , soit par la visquosité des humeurs , ou par le trop gros volume de leurs particules , cette douleur dénotoit néanmoins qu'il y avoit quelque inflammation , & comme elle avoit son siége dans le côté, j'ai cru devoir ranger cette maladie parmi les Pleuresies Mixtes,

OBSERVATION LXXV.

§. 593. Le Lundi 27 Décembre 1731, on vint me prier d'aller voir Richard Long de Witham ; c'étoit un pauvre homme âgé d'environ quarante-cinq ans. Le Samedi précédent, il avoit été pris de froid de friſſons & autres ſymptômes de fiévre. Lorſque je fus arrivé chez lui, on me dit qu'il avoit craché beaucoup de ſang, & qu'il avoit ſaigné du nés le jour précédent. Il ſe plagnoit de violentes douleurs dans le côté gauche , entre les épaules & ſous la mamelle gauche, & d'une toux qui lui étoit fort incommode. Il étoit dans une température plutôt froide que chaude, ſon pouls étoit foible & pas beaucoup plus vîte que dans l'état de ſanté. Ses urines étoient pâles; il étoit fort altéré, & il n'avoit pour ainſi dire point dormi depuis qu'il étoit tombé malade. Je recommandai à sa femme de lui faire prendre entre autres beaucoup de boisson émolliente à cause de ses douleurs & de sa toux, parce qu'ils n'étoient pas beaucoup en état de prendre des remédes bien chers chez l'Apoticaire, & je lui ordonnai ce qui suit.

℞. *Antimonii Diaphoretici, Florum Sulphuris singulorum scrupulos duos, Salis Prunellæ grana triginta, radicis Serpentariæ Virginianæ, Mirrhæ singulorum scrupulum unum; misceantur, & fiat* Pulvis alterans *& attenuans in partes quatuor æquales dividendus, quarum capiat unam omni quadrihorio in haustu pseudo Theæ cum Salvia præparatæ, & cum Saccharo edulcatæ.*

Emplastra Epispastica *brachiis internis infra cubitos applicentur.*

§. 594. Je retournai le voir le Mercredi

Mercredi 29 Décembre, qui étoit le quatriéme de sa maladie. Ses douleurs étoient un peu diminuées, mais sa fiévre paroissoit aussi dangereuse que jamais. Il crachoit alors une espéce de matiére sanguinolente. Je lui fis une autre Ordonnance & au lieu de ses poudres, je lui prescrivis le Bol suivant.

℞. *Bezoard Mineralis grana decem, Coccinellæ grana septem, Mirrhæ grana quinque, Croci grana duo, Camphoræ granum unum, Diascordii sine mellæ scrupulum unum, Syrupi de althea quantitatem sufficientem ; misceantur, & fiat Bolus alterans & atte uans, sextis vel octavis horis sumendis, superbibendo haustum infusi Melissæ vel Salviæ.*

§. 595. Le Samedi au soir premier de Janvier, qui étoit le septiéme de sa maladie, il avoit toujours beaucoup de fiévre; surquoi

Tome II. · E e

je lui fis continuer l'ufage de fon Bol , & lui prefcrivis le Julep fuivant.

℞ *Cornu Cervi calcinati, Corallii rubri præparati , mille pedarum præparatarum, fingulorum fcrupulum unum, Croci grana fex, Salis abfinthii grana triginta , Aquæ Lactis alexiteriæ duas uncias cum Semiffè , Aquæ Cinnamomi fortis unciam unam , Spiritus Nitri dulcis guttas viginti , Syrupi Balfamici femunciam ; mifceantur , & fiat Julapium , cujus capiat unciam unam omni trihorio , Phialâ priùs agitatâ.*

§. 596. Le Lundi 3 Janvier, fa fiévre étoit auffi violente ; il fut pendant près de vingt-quatre heures fans parler & fans connoiffance. Je lui fis réitérer fon Bol, dont je recommandai l'ufage de huit heures en huit heures avec une dofe de fon Julep dans les

temps marqués ci-devant. Il prit
de ce Bol & de ce Julep conformément à mon Ordonnance, &
dès le landemain fa fiévre commença à tomber, & fut toujours
en diminuant depuis ce temps-là,
de maniere qu'il n'en avoit plus
du tout le Vendredi fuivant.

§. 597. J'étois fort occupé dans
le temps que ce pauvre homme
tomba malade, de forte que je ne
pus fuivre fa maladie que de loin;
en reprenant fon traitement, je
trouve que certains jours, il n'a
pris qu'une fois de fon Bol, &
même que d'autres, il n'en a point
pris du tout ; il n'a pris que dix
Bols & trois phioles de Julep
pendant tout le cours de fa maladie.

§. 598. Il paroît évidemment
que cette fiévre étoit de celles
que j'ai appellées *Mixtes*, & qu'elle dépendoit en partie de la diffolution des humeurs occafionnées par

des particules acrimonieuſes comme l'on en peut juger par ſon hé-
morragie & par la température
froide de tout ſon corps, & par
la foibleſſe de ſon pouls : & en
partie de leur épaiſſiſſement occa-
ſionné par des humeurs viſqueu-
ſes ou des particules ſi groſſieres,
qu'elles ne pouvoient circuler librement: Ce qui eſt manifeſtement
indiqué par les crachats de matiere
purulente qu'il rejettoit & par les
douleurs dont il ſe plaignoit, &c.

OBSERVATION LXXVI.

§. 599. Le Jeudi 2 Mars 1732,
Mr. John C---- de Witham, dans
le Comté d'Eſſex, âgé de vingt-un
an, vint me conſulter chez moi.
Il avoit voulu éprouver ſes forces
dans le commencement de la ſe-
maine, pour cet effet il s'étoit effor-
cé à lever un ſac plein de ſel, qui
péſoit plus de deux cens livres : &

comme il l'avoit entrepris avec trop de violence, il fentit dès le même moment une douleur dans le côté droit dont il fut fort incommodé. Cette douleur fut fuivie de toux & lui fit perdre l'appétit. On lui tira huit onces de fang. Malgré cette évacuation, il fut toujours très-mal, ou pour mieux dire, de mal en pire; en conféquence il vint me trouver pour fçavoir quel reméde il devoit y faire. Je lui ordonnai le Julep fuivant.

℞. *Antimonii Diaphoretici, mille pedarum præparatarum, Coccinellæ, Salis Abfinthii, fingulorum fcrupulum unum, Croci grana octo, Aquæ Lactis alexiteriæ tres uncias, Aquæ Brioniæ compofitæ, Aquæ Cinnamomi fortis fingulorum femunciam, Sacchari albi quantitatem fufficientem ad gratum faporem; & fiat Julapium attenuans, de quo capiat unciam u-*

nam, sextâ quâque horâ, phialâ priùs agitatâ.

§. 600. Le Samedi 4 Mars, il m'envoya chercher sur le soir; il me dit que le jour précédent la fievre l'avoit attaqué avec beaucoup de violence. Il avoit beaucoup de peine à respirer, encore ne le faisoit-il qu'avec douleur, son poul étoit vîte, & assez fort, mais un peu vuide. Il étoit toujours fort altéré, & se plaignoit beaucoup d'une douleur dans le dos & dans le côté gauche. Il ne se plaignoit plus de rien dans le côté droit où il avoit d'abord senti sa peine. Il avoit quelquefois mal à l'estomac & s'évanouissoit quelquefois. Il rendoit ses urines d'une couleur de feu, & elles demeuroient toujours claires sans déposer ni sédiment ni nubicule. Il n'étoit point allé à la selle depuis le Mercredi précédent qu'il avoit pris un lavement à la suite duquel il avoit été deux fois. Je lui ordonnai les remédes suivans.

℞. *Antimonii Diaphoretici, Lapidis Contrayervæ, Florum Chamæmeli singulorum grana septem, Coccinellæ grana quatuor, Myrrhæ grana tria, Croci grana duo, Camphoræ granum unum, Syrupi Baccarum Sambuci quantitatem sufficientem ; misceantur, & fiat* Bolus *sextâ quâque horâ sumendus , superbibendo hauſtum pſeudo Theæ cum Salviâ nobili præparatæ.*

℞. *Salis Abſinthii ſcrupulum unum, Salis Succini volatilis grana octo, Aquæ Lactis alexiteriæ duas uncias & ſemis, Aquæ Brioniæ compoſitæ unciam unam, Aquæ Cinnamomi fortis ſemunciam, Spiritus Nitri dulcis guttas viginti, Sacchari albiſſimi quantitatem ſufficientem ad gratum ſaporem ; misceantur, & fiat* Julapium cardiacum, *de quo capiat unum Cochleare largum in languoribus & ventriculi ægritudinibus.*

Emplaftra Epifpaftica *brachiis internis, infrà cubitos applicentur.*

§. 601. Je retournai le voir le lendemain dans l'après - midi. Il avoit paſſé la nuit dans une grande agitation. Ses urines, ſon pouls, ſa reſpiration & tous ſes autres ſymptômes me parurent à peu près dans le même état que le jour précédent, à ſes douleurs près, dont il ne ſe plaignoit plus. Il y avoit un des veſſicatoires qu'on lui avoit appliqués qui avoit très-bien pris : l'autre, au contraire, n'avoit pas fait grand choſe. Je lui ordonnai les remédes ſuivans.

℞. *Anthimonii Diaphoretici, Salis Prunellæ, Florum Sulphuris, Coccinellæ, ſingulorum ſemi-drachmam, Croci grana decem; miſceantur, & fiat Pulvis alterans· & attenuans in partes ſex æquales dividendus, quarum*

rum

rum capiat unam cum uno Cochleare miſturæ ſequentis miſtam , omni qua-drihorio , ſuperbibendo hauſtum pſeu-do Theæ cum Salviâ nobili præpara-tæ , vel hauſtum decocti cornu cervi raſurarum.

℞. *Aquæ Pulegii , Aquæ Men-thæ ſingulorum ſemunciam , Syrupi Balſamici unciam unam , & fiat Miſ-tura pro pulveribus.*

℞. *Spiritus Nitri dulcis , Tincturæ Croci ſingulorum drachmam unam , & fiat Miſtura , de qua frequenter capitat guttas triginta in hauſtu de-cocti cornu Cervi raſurarum , præci-pue urgente ſiti.*

Emplaſtra Epiſpaſtica tibiis inter-nis applicentur.

§. 602. Lorſque je retournai le voir le Lundi au ſoir 6 Mars , je le trouvai mieux. Sa fiévre étoit

Tome II.   F f

tombée, ses urines étoient d'une meilleure couleur, elles déposoient un petit sédiment extrêmement blanc & fort léger. Je lui ordonnai seulement le Julep suivant.

℞. *Antimonii Diaphoretici, Coccinellæ singulorum scrupulos duos, Lapidis Contrayervæ scrupulum unum, Salis Absinthii drachmam unam, Croci grana decem, Aquæ Lactis alexiteriæ tres uncias, Aquæ Brioniæ compositæ unciam unam, Sacchari albissimi quantitatem sufficientem ad gratum saporem; misceantur, & fiat Julapium, dequo capiat unum Cochleare largum omni trihorio, superbibendo Haustum Liquoris cujuslibet, Phialâ prius agitatâ.*

§. 603. Le lendemain au soir 7 du même mois, je retournai le voir & trouvai sa fiévre & tous les symptômes fort diminués, je lui ordonnai seulement de continuer l'usage du Julep que je lui avois prescrit le jour précédent.

§. 604. J'y retournai pour la derniere fois le Mercredi 8 Mars, dans l'après-midi, & le trouvai tout à fait sans fiévre.

§. 605. On peut appliquer à la fiévre de ce jeune homme tout ce que nous avons dit de cette sorte de fiévre, dont il a été parlé §. 591.

OBSERVATION LXXVII.

§. 606. Le Vendredi 30 Juin 1732. on vint me prier d'aller voir Mr. Jeremiah Hart de Boreham, dans le Comté d'Essex. C'étoit un jeune homme âgé de près de dix-sept ans. Il avoit été saisi de froid le Dimanche au soir précédent. Ce symptôme fut suivi d'une fiévre continue qui fut bien-tôt accompagnée de douleur de côté : cette douleur étoit tantôt plus, tantôt moins violente. Le Lundi au soir on lui tira environ six onces de sang, mais fa douleur continua toujours malgré cette évacuation. Le Jeudi matin, la toux furvint, il s'en plaignoit beaucoup lorfque je le vis, de même que de fa douleur de côté, ou plutôt il fe plaignoit partout. Il fe plaignoit encore d'une grande altération. Il avoit la peau des bras froide; il l'avoit tant foit peu chaude, au contraire, fur le cou. Son pouls étoit extrêmement foible, & très-peu plus vîte que dans l'état naturel. Il avoit les efprits fort abattus; il étoit fort agité & dormoit beaucoup. Il crachoit très-peu; fes urines étoient tant foit peu plus hautes en couleur que dans l'état de fanté. Il avoit eu une efpéce de dévoyement qui l'avoit fait aller deux ou trois fois la veille que je le vis. Je lui ordonnai ce qui fuit.

℞. *Antimonii Diaphoretici; Florum Chamæmeli Coccinellæ, fingulo-*

rum grana quinque, Myrrhæ grana tria, Croci grana duo, Conservæ Rosarum Rubrarum scrupulum unum, Syrupi Baccarum sambuci quantitatem sufficientem misceantur, & fiat Bolus horis sextis sumendus, superbibendo Haustum seri Lactis cum Vino albo præparati, & sextis horis, temporibus intermediis, bibat unciam unam Julapii sequentis.

℞. *Salis Absinthii scrupulum unum, Salis succini volatilis grana octo, Aquæ Lactis alexiteriæ tres uncias, Aquæ Brioniæ compositæ drachmas sex, Syrupi Balsamici drachmas duas, Spiritus Nitri dulcis guttas triginta misceantur & fiat Julapium.*

Mitte Bolos quatuor.

℞. *Conservæ Rosarum Rubrarum semunciam, Syrupi Baccarum sambuci unciam unam, Olei amygdalarum dulcium semunciam, Olei Sulphuris per Campanam tot guttas*

F f. iij.

*quot sufficiant ad moderatam acidi-
tatem , misceantur & fiat Linctus
pectoralis , dequo capiat aliquant il-
lum subinde tussi urgente..*

*Emplastra Epispastica , Brachiis
internis infra cubitos applicentur.*

§. 607. Le lendemain premier
de Juillet, je retournai le voir &
le trouvai mieux. Les douleurs
étoient diminuées : il toussoit avec
plus de facilité : Son pouls étoit
plus fort : il n'avoit plus les esprits
si abattus, & il avoit mieux dormi
la nuit précédente qu'il n'avoit fait
pendant plusieurs nuits auparavant..
Je lui ordonnai ce qui suit..

℞. *Antimonii Diaphoretici , Pulveris è chelis Cancrorum simplicis ,
Coccinellæ , Salis Prunellæ singulorum scrupulum unum , Salis Absinthii scrupulos duos : Croci grana octo.,
Aquæ Lactis alexiteriæ tres uncias.,
Spiritus Nitri dulcis guttas triginta ,*

Sacchari albi quantitatem sufficientem ad gratum saporem misceantur & fiat Julapium alterans , de quo capiat unum Cochleare Largum omni trihorio Phialâ prius agitatâ , superbibendo Haustum pseudo Theæ , cum Melissa præparatæ.

§. 608. Le Lundi 3 Juillet, il envoya un Exprès me dire qu'il alloit toujours de mieux en mieux, mais que sa fiévre n'étoit pas tout à fait passée. Surquoi je lui ordonnai ce qui suit.

Repetatur Julapium die Julii primo præscriptum, & sumatur ut priùs.

℞. *Spiritus Nitri dulcis, tincturæ croci singulorum drachmam unam, & fiat Mistura cardiaca & alterans, cujus subindè capiat guttas viginti in haustu pseudo Theæ, cum Melissa præparatæ, & parùm edulcatæ.*

§. 609. Au moyen de ces remédes & fans aucun autre fecours, il
fe débarraffa de fa fiévre, & fe rétablit en parfaite fanté.

CHAPITRE XXV.

Sommaire de cet Ouvrage sur les Fiévres ; avec des Remarques sur quelques Remédes simples & sur les qualités qu'ils acquiérent selon les différentes manieres dont ils sont composés, suivies de quelques Aphorismes déduits de ce qui est rapporté dans cet Ouvrage.

§. 610. IL me reste trois choses à traiter dans ce dernier Chapitre, Sçavoir :

I. Rapporter en somme tout ce que j'ai dit sur les Fiévres.

I I. Exposer quelques Observations générales sur la nature de quelques Médicamens simples, & sur les qualités qui résultent des différentes manieres de les composer : ce qui peut être d'un grand secours à ceux qui sont encore dans le cas d'apprendre à prescrire les Remédes comme il convient lorsqu'ils ont à les ordonner dans les Fiévres.

III. Ajouter quelques Aphorismes qui soient prouvés & confirmés par les différentes Observations contenues dans cette seconde partie.

§. 611. 1°. Je donnerai en peu de mots l'Extrait de ce que nous avons dit sur les Fiévres, & de ce qui est contenu dans mon premier Ouvrage, sur ces sortes de maladies aigues, je veux dire, dans mon Traité intitulé *Rational Methods of curing Fevers* &c. Quant à la premiere Partie de ce Livre, je crois pouvoir assurer que les particularités suivantes paroissent assez évidentes : Sçavoir,

I. Que les Fievres, de même que leurs symptômes, dépendent ou de l'épaississement des humeurs, ou de leur dissolution, ou en partie de l'un & en partie de l'autre.

II. Que dans les Fiévres, les fluides animaux font, 1°. Ou trop épais, ce qui arrive lorſque les Fiévres ſont occaſionnées par des cauſes qui les épaiſſiſſent. 2°. Ou trop tenus, comme il arrive dans les Fiévres qui réſultent de quelque cauſe diſſolvante. 3°. Ou en partie trop épais, & en partie trop tenus. Comme il arrive dans les Fiévres occaſionnées en partie par épaiſſiſ-ſement, & en partie par diſſolution. On peut voir par ce que j'ai dit dans mon Livre intitulé *Rational Me-thods of curing Fevers*, §. 350, 351. que les fluides animaux peuvent être en même temps en partie trop tenus & en partie trop épais.

III. Que les ſolides ou les vaiſ-ſeaux des perſonnes attaquées de la Fiévre font, 1°. Ou trop ten-dus, comme ils le font ordinaire-ment dans les Fiévres occaſion-nées par l'épaiſſiſſement des humeurs. 2o. Ou trop relâchés comme ils le font dans celles qui font occafionnées par la diffolution des humeurs. 3o. Ou en partie trop tendus, & en parie trop relâchés : comme ils le font fouvent dans les Fiévres occafionnées en partie par l'épaiffiffement des humeurs & en partie par leur diffolution, c'eft-à-dire', dans les Fiévres Complexes ou Mixtes.

§. 612. Il eft donc manifefte par ce que nous venons de dire dans le Paragraphe précédent, que pour guérir les Fiévres, il faut corriger la mauvaife qualité des fluides & des folides ; ainfi le premier foin d'un Médecin appellé pour guérir un Malade de la Fiévre, doit être de bien s'inftruire en quoi confifte cette mauvaife qualité des fluides & des folides dans telle ou telle efpéce de Fiévre, & de réfléchir quels font les remédes propres à la prévenir, à la corriger & à la détruire.

§. 613. J'avoue qu'il se rencontre des Fiévres dans lesquelles, outre la mauvaise qualité des fluides & des solides, on doit faire attention que les excretions sont trop petites & non suffisantes, comme il arrive assez communément dans les Fiévres occasionnées par l'épaississement des humeurs ; & par conséquent qu'il faut non - seulement détruire les mauvaises qualités qui influent sur les fluides & sur les solides ; mais encore qu'il faut procurer ou augmenter les évacuations. En pareil cas, la bonne maniere de procurer les évacuations dont la nature a besoin, consiste dans l'admistration des remédes altérans propres à détruire le trop grand épaississement des fluides & la tension excessive des vaisseaux, qui empêchoient les excretions de se faire en aussi grande quantité que la nature en a besoin.

§. 614. Dans d'autres Fiévres,
au contraire, outre qu'il faut combattre, vaincre & détruire les qualités morbifiques des fluides & des
solides qui les entretiennent, &
qui les ont occasionnées, on doit
encore faire attention qu'elles sont
accompagnées d'excretions excef-
sives, comme il arrive dans les
Fiévres occasionnées par la diffolution des humeurs : & plus particulierement encore, lorsque ces
sortes de Fiévres sont accompagnées d'évacuations colliquatives;
en pareil cas, il ne suffiroit donc
pas de corriger les qualités morbifiques, l'on doit également travailler à calmer les évacuations
trop abondantes; or le moyen d'en
venir surement à bout est de corriger la qualité diffolvante qui dé-
compose les fluides par des remédes convenables, & propres en
même temps à rendre l'élasticité
aux vaiffeaux relâchés & dont l'a-

tonie rend les évacuations colliquatives ou trop abondantes.

§. 615. On peut inférer de ce
que nous avons obſervé depuis le
§. 610. juſqu'au §. 613. que pour
adminiſtrer les remédes qui conviennent aux perſonnes attaquées
de la Fiévre, il faut connoître les
particularités ſuivantes. Sçavoir,

I. Si les fluides ſont trop épais.
On peut s'en aſſurer par l'abſence
ou par la préſence des ſymptômes
rapportés dans la Table A. qui in-
diquent que les Fiévres qui en ſont
accompagnées dépendent de l'é-
paiſſiſſement des humeurs. *Voyez*
auſſi *Rational Methods of curing
Fevers*, §. 571, 572, 573.

II. Si ces mêmes fluides ſont
trop tenus. C'eſt ce qu'on peut
voir de même par l'énumération
des ſymptômes mentionnés dans
la Table B. ces ſymptômes nous
apprennent que les Fiévres dont
ils dépendent ſont occaſionnées

par la diſſolution des humeurs.
Voyez encore *Rational Methods*,
&c. ſ. 576, 577.

III. Si les fluides ſont en partie
trop épais, & en partie trop tenus:
on peut en juger par la préſence
des ſymptômes des Fiévres Mixtes
rapportés dans la Table C. & lorſque l'on reconnoît dans le Malade
quelques-uns des ſymptômes mentionnés dans la Table A. conjoin-
tement avec quelques autres de
ceux qui ſont détaillés dans la
Table B.

IV. Si les vaiſſeaux ſont trop
tendus. On peut juger de cet état
par la chaleur exceſſive du corps,
par la grande ſéchereſſe de la peau;
par la vîteſſe & la force du pouls.

V. Si les vaiſſeaux ſont trop
relâchés. On peut aſſurer que tel
eſt véritablement l'état du malade
lorſqu'on lui trouve le pouls vîte
& foible, que la chaleur de ſon
corps eſt tempérée & que la peau
n'eſt

n'eſt point trop ſéche, particulierement lorſqu'il ſurvient au Malade quelques ſueurs gluantes ou
quelque autre évacuation colliquative.

§. 616. Il eſt encore d'une importance extrême de bien faire
attention au dégré de violence des
cauſes morbifiques pour ſe mettre
mieux en état d'approprier ſes remédes à la ſituation du Malade.
En effet ce ſeroit une grande im-
prudence d'ordonner des remédes
violens lorſque de plus doux peuvent ſuffire pour calmer & arrêter
la cauſe de la fiévre ; ce ſeroit
perdre le temps au contraire que
d'ordonner des remédes foibles,
lorſque la cauſe du mal eſt violente. Il n'importe pas moins de bien
examiner pendant le temps des
criſes, tous les ſymptômes qui ac-
compagnent la maladie & d'appliquer les remédes ſelon les différens beſoins que la nature indi-

que. Pour cet effet, il faut nécef-
fairement bien connoître & fçavoir la matiere Médicale. Je paſſe
au ſecond point dont je me ſuis
propoſé de traiter ; Sçavoir,

§. 617. 110. De rapporter quelques Obſervations générales ſur la
nature de quelques Médicamens
ſimples, & ſur les différentes qualités qui réſultent de leur mêlange.
Qu'on me permette de remarquer
quelques choſes auparavant ; Sçavoir,

I. Que pour la cure des Fiévres
occaſionnées par l'épaiſſiſſement
des humeurs, nous trouvons dans
les Claſſes ſuivantes tous les remédes qui conviennent & dont on
peut avoir beſoin. Ces Claſſes ſont
1°. Celle des délayans propres à
atténuer. & à rendre aux fluides
leur conſiſtence naturelle. 2°. Celle
des rafraîchiſſans propres à calmer
l'ardeur.& la chaleur fébrile. & par
conſéquent à empêcher l'épaiſſif-

fement du fang qui réfulteroit in-
failliblement de l'augmentation de
cette chaleur. 3°. Celle des émo-
liens propres à relacher les fibres
mufculaires & à rendre aux vaiffeaux leur flexibilité naturelle.

II. Que, pour la cure des Fiévres occafionnées par la diffolution des humeurs, les Claffes fuivantes nous fourniffent une va-
riété fuffifante de remédes convenables ; Sçavoir, 1°. Celle des
altérans propres à changer & à
corriger la figure des particules
acrimonieufes & diffolvantes. 2°.
Celle des incraffans propres à rendre aux fluides leur confiftence,
& leur denfité naturelle. 3°. Celle
des corroborans propres à rétablir
un jufte équilibre dans l'action du
cœur & des artères, à rendre la
tenfion & l'élafticité convenable
aux fibres & aux vaiffeaux & par
conféquent à détruire leur trop
grand relâchement.

III. Que la cure des Fiévres
Mixtes , demande des remédes
compoſés d'ingrédiens pris dans
les différentes Claſſes de remédes
convenables à la guériſon des deux
eſpéces générales de Fiévres rapportés ci-deſſus. Je paſſe maintenant à mes Obſervations.

§. 618. OBSERVATION Iere. Si
l'on mêle enſemble des remédes
rafraichiſſans & des remédes é-
chauffans dans une certaine proportion de l'un à l'autre , il doit
en réſulter une compoſition d'une
qualité tempérée, c'eſt-à-dire, un
mêlange qui ne ſera ni échauffant ni
rafraîchiſſant,& par conſéquent qui
doit être très-propre dans quelques
Fiévres , & dans certains temps des
Fiévres, qui, devant ou après demandent des remédes échauffans
ou des remédes rafraichiſſans. Les
remédes compoſés dans une pareille proportion ſont très-convena-
bles lorſqu'il ne faut ni hauſſer ni
baiſſer le pouls.

OBSERVATION II. Si l'on fait entrer dans une compofition plus de délayans rafraichiſſans qu'il n'en faut pour lui donner une qualité tempérée, cette compofition fera plus ou moins rafraichiſſante à proportion que l'excès des délayans froids y dominera plus ou moins. Delà, je conclus, que ces fortes de remédes ou de compofitions conviennent dans les Fiévres ardentes & inflammatoires ; & toutes les fois que le pouls eſt en même temps trop fort & trop vîte, & que la chaleur vitale eſt trop grande ; enfin que plus la chaleur de la fiévre eſt exceſſive, plus on doit rendre les remédes rafraichiſfans, & les faire prendre en plus grande dofe.

OBSERVATION III. Si l'on fait entrer plus d'ingrediens chauds dans un reméde qu'il n'en faut pour le rendre tempéré, il en réfultera une compofition chaude ;

& cette compofition le fera plus
ou moins à proportion de l'excès
des ingrediens chauds. Ces fortes
de compofitions font néceffaires
lorfque la chaleur vitale eft moindre qu'elle ne doit l'être, & toutes les fois que l'on trouve le pouls
trop foible & trop languiffant.

Observation IV. Lorfque l'on
fait prendre des remédes rafraichiffans à un Malade, ces remédes
font d'autant moins d'effet qu'ils
font moins délayez dans quelques
fubftances aqueufes. Parce que
l'ufage des liqueurs convenables
contribue au rafraichiffement des
fluides, quand même on n'y ajou-
teroit aucun remède rafraichiffant.
D'où je conclus que plus les remédes rafraichiffans font délayés,
plus ils ont de vertu.

Observation V. Au contraire,
lorfque l'on donne à un Malade
des remédes échauffans, moins ils
font délayés par quelques liqueurs

acqueuses, telles que la ptisane, &c. plus ils augmentent la chaleur vitale. Parce qu'alors ils éguillonnent davantage le pouls, enfin parce qu'ils augmentent davantage l'attrition des solides & des fluides, *& sic vice versa.*

OBSERVATION VI. Quoique les remédes acides & nitreux ayent la qualité de rafraichir & de délayer, (& c'est à cause de cette qualité qu'ils sont spécialement propres & utiles dans toutes les fiévres dans lesquelles les fluides sont trop épais & la chaleur vitale trop grande :) néanmoins on peut s'en servir avec succès dans les fiévres où les fluides sont trop tenus, & dans lesquelles la chaleur vitale pêche en quelque façon par défaut : pourvu qu'on les mêle avec des fortifians & des incrassans dans une telle proportion qu'il en résulte un composé propre à fortifier l'action du cœur & des artéres, & à contribuer au rétabliſſement des vaiſſeaux dans le dégré de tenſion qui leur eſt naturel. Pour ſe convaincre de la vérité de cette Obſervation, il ſuffit de faire attention que les remédes acides & nitreux contribuent beaucoup à corriger la figure des particules alcalines, acrimonieuſes & diſſolvantes, qui occaſionnent & qui entretiennent ces ſortes de fiévres, & que par ce moyen ils concourent directement à rendre au ſang ſa conſiſtence, & ſa denſité naturelle : De maniere que quoique l'application des remédes acides & nitreux ſeulement ne ſoit pas capable de produire tous les effets qui conviennent pour la cure des Fiévres Putrides, néanmoins, ſi on les marie avec d'autres ingrédiens convenables, il n'y a point de reméde plus efficace.

§. 619. Dans les fiévres, comme dans toutes les autres maladies dans lesquelles les fluides sont infectés de quelque acrimonie, il faut approfondir autant qu'il est possible la nature de cette acrimonie, & la combattre par tous les remédes que l'on croit les plus propres à la détruire.

§. 620. Toute sorte d'acrimonie peut être détruite par une autre acrimonie qui lui est contraire.

§. 621. Les acides tels que ceux du Vinaigre, de l'Ozeille, des Pommes, & des Fruits d'Été, de l'Esprit de Vitriol, de celui de Souffre, du Tartre vitriolé, de la Crême de Tartre, &c. peuvent détruire une acrimonie alcaline, soit qu'elle ait son siége dans l'estomac, ou dans les intestins, ou même qu'elle soit déja répandue dans les fluides. C'est ordinairement cette sorte d'acrimonie, plus ou moins violente, que l'on découvre dans les adultes, & particulierement dans les personnes

âgées, & dans celles qui font attaquées de fiévres occafionnées par
la diffolution des humeurs. Cependant il eft probable qu'il fe ren-
centre quelquefois dans les fluides
des efpéces d'acrimonie qui, à pro-
prement parler, ne font ni acides
ni alcalines.

§. 622. Les Alcalis, tels que
le Sel de Tartre, le Sel d'Abfinthe,
le Sel volatil de corne de Cerf,
l'Efprit de corne de Cerf, &c.
peuvent détruire une acrimonie
acide répandue, dans l'eftomac &
dans les inteftins, & même dans
les fluides, mais on rencontre rarement de ces fortes d'acrimonie,
fi ce n'eft chez les enfans qui fe
nourriffent d'alimens acides.

§. 623. Je paffe maintenant à
quelques Obfervations qui me
reftent à faire fur les différens mê-
langes des acides & des alcalis.

Obrvation I. Si l'on mêle
enfemble des acides & des alcalis

dans un certain dégré, ou dans une certaine proportion de l'un à l'autre, il en résulte une combinaison mixte, ou dont les qualités sont neutres, c'est-à-dire, que ce composé n'est ni acide ni alcalin. L'expérience confirme depuis long-temps que ces sortes de remédes ou de combinaisons sont spécifiques pour altérer & pour détruire ces sortes d'acrimonies qui dominent si souvent dans l'estomac des personnes attaquées de la fiévre, où elles occasionnent des vomissemens ou des accès de fiévre. Or comme on a tout lieu de présumer que dans les fiévres accompagnées de ces symptômes, le sang est infecté de la même espéce d'acrimonie, & que c'est elle qui est la source de ces sortes de fiévres, on a de même tout lieu d'espérer que des remédes neutres propres à détruire cette qualité dans l'estomac, pourront également la détruire dans le fang, pourvu qu'on les donne en fuffifante quantité; & que par ce moyen ils pourront beaucoup contribuer à la cure de ces fortes de fiévres.

OBSERVATION II. Lorfque l'on mêle des acides avec des alcalis, fi l'on y fait entrer les acides en plus grande quantité qu'il n'en faut pour qu'il réfulte de ce mêlange une combinaifon neutre ou moyenne entre l'acide & l'alcali, on aura un compofé d'une qualité *fub-acide* plus ou moins felon le dégré d'excès de l'acide. De femblables remédes conviennent dans beaucoup de fiévres mixtes, dans lefquelles le Médecin doit travailler non - feulement à obferver la figure des particules acrimonieufes, mais encore à atténuer la vifquofité des humeurs, & plus ces fortes d'humeurs font copieufes plus il eft à propos d'augmenter la dofe des acides dans ces fortes de compofitions.

OBSERVATION III. Lorsque l'on mêle avec les acides une plus grande quantité de remédes alcalis qu'il n'en faut pour qu'il en résulte une combinaison neutre, ce mélange est d'une qualité *subalcaline* plus ou moins à proportion de l'excès des ingrédiens alcalis. Ces sortes de compositions peuvent être fort salutaires dans les fiévres & autres maladies occasionnées par un usage excessif de fruits d'Eté ou des Liqueurs acides.

§. 624. Qu'on me permette d'ajouter que comme il se rencontre des cas variés à l'infini, entre lesquels il n'est besoin que de remédes neutres seulement pour la cure de quelques-uns ; que d'acides pour d'autres & de *sub-acides* pour d'autres ; qu'au contraire il s'en trouve quelques-uns qui demandent des alcalis, & d'autres des *sub-alcalis* seulement ; pour cette raifon il eft de la derniere importance de ne rien négliger pour s'affurer lefquels, d'entre ces fortes de remédes, conviennent le mieux & font plus appropriés à la cure de la maladie.

§. 625. III. Il ne me refte plus qu'à rapporter quelques Aphorifmes relatifs à la cure des fiévres. Tous ces Aphorifmes font prouvés & confirmés par différens procédés détaillés dans la partie hiftorique de cet Ouvrage.

APHORISME I. On peut guérir parfaitement les Rhumes, les Catarres & les Toux, fans faigner, fans faire vomir & fans purger. *Voyez* les Obfervations I, II, III, IV, V, VI. & celles fur les différentes efpéces de Fiévres, qui fe trouvent le plus fouvent compliquées de Toux.

APHORISME II. Toutes fortes de fiévres intermittentes occafionnées par l'épaiffiffement des humeurs, peuvent se guérir de même sans que l'on soit obligé de recourir à la saignée, aux émétiques, ni aux purgatifs. *Voyez* les Observations rapportées sur ces sortes de fié-vres.

APHORISME III. On peut encore guérir les fiévres rémittentes sans saigner, sans faire vomir & sans purger. *Voyez* les Observations rapportées sur les fiévres de cette espéce.

APHORISME IV. On peut guérir heureusement les fiévres ardentes sans le secours de la saignée, sans les Emétiques, sans les cathartiques. *Voyez* les Observations qui ont rapport à ces sortes de fiévres.

APHORISME V. On peut guérir radicalement les fiévres inflammatoires universelles, soit qu'elles proviennent de quelques rhumatismes ou du pourpre, on peut les guérir, dis-je, sans saigner, sans faire vomir & sans purger.

Voyez les Observations rapportées sur les fiévres de cette nature. On peut voir par ce que j'ai dit dans la seconde Partie de mon Traité sur la petite Vérole, que cette maladie de même que les autres fiévres de cette espéce peuvent se guérir également sans ces sortes d'évacuations.

APHORISME VI. Les fiévres entretenues par une inflammation locale, telles que l'Esquinancie, la Pleuresie, &c. peuvent être guéries sans évacuation par en haut ni par en bas, & n'ont besoin pour cet effet que de très-légeres saignées. *Voyez* les Observations sur les fiévres de cette espéce.

Tous les Aphorismes énoncés ci-devant, sont relatifs aux fiévres occasionnées par l'épaississement des humeurs.

APHORISME VII. On peut guérir les fiévres Putrides, soit bénignes, soit malignes, sans saigner fans vomir & fans purger. *Voyez* les Obfervations rapportées fur ces fortes de fiévres.

APHORISME VIII. On peut guérir fans la faignée, fans faire vomir & fans purger, les fiévres intermittentes, & même les fiévres hectiques, qui font les plus mauvaifes de cette efpéce. *Voyez* les Obfervations rapportées fur les fiévres de cette nature.

APHORISME IX. Les ulceres aux poulmons, font des maladies curables quoiqu'accompagnées de pthifie, & on peut les guérir parfaitement fans faigner, fans faire vomir & fans purger. *Voyez* à ce fujet les Obfervations LXIV. & LXV. Il y a tout lieu de préfumer que de femblables ulceres au foye, à la rate, au pancréas, au méfentere, aux reins, à la matrice & à la veffie, quoiqu'accompagnés de pthifie, font guériffables de même.

APHORISME X. On peut guérir

parfaitement les fiévres continues mixtes, qui n'ont aucune dénomination particuliere, & cela sans saigner, sans faire vomir ni sans purger. *Voyez* les Obfervations rapportées fur ces fortes de fiévres.

APHORISME XI. On peut guérir heureufement les Pleuréfies mixtes fans faigner, fans vomir ni fans purger. *Voyez* les Obfervations fur ces fortes de maladies.

APHORISME XII. La faignée, les émétiques & les purgatifs, ne font donc pas néceflaires pour la cure des fiévres. J'avoue qu'il peut fe rencontrer, ou plutôt qu'il s'y rencontre effectivement des cas que l'on doit excepter de cette propofition générale. Mais puifqu'il eft évident par une infinité de raifons mentionnées ci-devant, que dans la plûpart des maladies aigues dans lefquelles il n'y a pléthore fanguine, ni pléthore lymphatique à craindre, ces évacuations font contraires aux vraies indications curatives : d'un autre côté puifqu'il eſt manifeſte par les Obſervations rapportées dans les Sections précédentes , qu'il y a des remédes & des moyens de traiter efficacement & de guérir heureuſement les fiévres ſans ces ſortes d'évacuations ; pour peu que l'on ſe tienne en garde contre les préjugés, l'on doit convenir ingénuement que l'on eſt rarement dans le cas d'y avoir recours dans ces maladies; & que non-ſeulement on ne doit point les preſcrire, mais que l'on doit bien plûtôt en interdire l'uſage , ſi ce n'eſt dans certains cas, ou l'indication curative les demande.

§. 626. Pour finir cet Ouvrage, qu'il me ſoit permis d'appliquer ici cette exclamation du Prophête Daniel.

Sit nomem Domini benedictum à ſæculo & uſque in ſæculum : quia ſa-

372 *Traité-Pratique, &c.*
pientia & fortitudo ejus sunt.

Tibi Deus patrum nostrorum con-
fiteor, teque laudo : quia sapientiam
& fortitudinem dedisti mihi : & os-
tendisti mihi quæ rogavimus te, &c.
Prop. Dan. Cap. II. ꝟ. 20. 23.

Fin du second & dernier Volume.

FORMULÆ REMEDIORUM
quorumdam in observationum præscriptionibus relatorum.

Spiritus Anisi volatilis.

℞. *Olei Anisi Chymici unciam unam, Salis Tartari pulverati quatuor uncias, optimè misceantur; dein adde Spiritus Anisi libram unam, & benè vas agitetur; tum adde Spiritus Salis Armoniaci volatilis uncias octo; digerantur per dies aliquot, & elutrietur Anisi volatilis defæcatus.*

Spiritus Anisi.

℞. *Seminum Anisi contusorum uncias octo, Spiritus Vini rectificati libras duas; frigidè digerantur per dies septem, vase subinde agitato; dein in Balneo mariæ distilletur Spiritus ad seminum siccitatem,*

Syrupus Martis Spirituofus.

℞. *Salis Martis vulgaris fubtiliffi-*
mè pulverati drachmas duas ; diffol-
vantur in Aquæ Brioniæ compofitæ
unciis octo ; dein adde Sacchari Chryf-
tallini uncias duodecim, & fine coc-
tione fiat Syrupus Martis Spirituo-
fus.

Syrupus Tormentillæ.

℞. *Radicis Tormentillæ incifæ, &*
contufæ quatuor uncias, corticis grana-
torum femunciam , Caryophyllorum
Aromaticorum drachmas duas ; co-
quantur cum fufficienti quantitate A-
quæ puræ ad libram unam ; dein li-
cuori colato adde Sacchari Cryftalli-
ni libras duas , & fecundum artem
fiat Syrupus ad bolos vel electuaria
cum cortice Peruviano, cortice Eleu-
therii, &c. conficienda idoneus & ju-
cundus.

Tinctura Cordialis.

℞. *Tincturæ Antimonii selibram,
Croci, Coccinellæ pulveratæ, singulorum drachmas tres; digerantur frigidè per mensem; dein filtretur* Tinctura Cordiaca, *cujus dosis sit guttæ viginti vel triginta in Cyatho vini, vel per se, vel cum aquâ misti, bis, ter, quaterve in die, si opus fuerit.*

Potestates Succini volatilis.

℞. *Salis Tartari pulverati unciam unam, cui guttatim affunde Olei succini drachmam unam, optimè misceantur; dein adde Spiritus vini rectificati quatuor uncias; tum bene vas agitetur, & post agitationem vasis uncia una Spiritus Salis Armoniaci volatilis addatur; frigidè digerantur per tres, quatuorve dies, & dein elutrietur liquor clarus, & defæcatus,*

APPROBATION.

J'AI lû par ordre de Monseigneur le Chancelier, un Manuscrit intitulé : *Traité-Pratique de la Cure des Fièvres*, traduit de l'Anglois de *Théophile Lobb*, M. je n'y ai rien trouvé qui pût en empêcher l'impression. A Paris ce 15 Mai 1755. *Signé*, GUETARD.

PRIVILEGE DU ROI.

LOUIS, par la grace de Dieu, Roi de France & de Navarre : A nos amés & féaux Conseillers les Gens tenans nos Cours de Parlement, Maîtres des Requêtes ordinaires de notre Hôtel, Grand Conseil, Prévôt de Paris, Baillifs, Sénéchaux, leurs Lieutenans Civils & autres nos Justiciers qu'il appartiendra ; SALUT. Notre amé PIERRE-HENRY PRAULT, le jeune, Libraire à Paris, Nous a fait exposer qu'il désireroit faire imprimer & donner au Public des Ouvrages qui ont pour titre *Avis & Préceptes de Médecine*, traduits du Latin de M. Mead, par M. Hurtaud. *Traité-Pratique de la Cure des Fièvres*, traduit de l'Anglois de Théophile Lobb, M. *Essai sur la Génération de la Chaleur dans les Animaux*, traduit de l'Angloisde Robert Douglas ; s'il Nous plaisoit

plaifoit lui accorder nos Lettres de Privi-
léges pour ce néceffaires. A CES CAUSES,
voulant favorablement traiter l'Expofant,
Nous lui avons permis & permettons par
ces Préfentes, de faire imprimer lefdits
Ouvrages autant de fois que bon lui fem-
blera, & de les vendre, faire vendre &
débiter par tout notre Royaume, pendant
le tems de *fix* années confécutives, à
compter du jour de la date des Préfentes.
Faifons défenfes à tous Imprimeurs, Libraires & autres perfonnes de quelque qualité & condition qu'elles foient, d'en intro-
duire d'impreffion étrangere dans aucun
lieu de notre obéiffance : Comme auffi
d'imprimer ou faire imprimer, vendre,
faire vendre, débiter ni contrefaire lefdits
Ouvrages, ni d'en faire aucuns Extraits,
fous quelque prétexte que ce puiffe être,
fans la permiffion expreffe & par écrit du-
dit Expofant, ou de ceux qui auront droit
de lui, à peine de confifcation, des Exemplaires contrefaits, de trois mille livres d'a-
mende contre chacun des contrevenans;
dont un tiers à Nous, un tiers à l'Hôtel-
Dieu de Paris, l'autre tiers audit Expofant,
ou à celui qui aura droit de lui, & de tous
dépens, dommages & intérêts. A la char-
ge que ces Préfentes feront enregiftrées

tout au long fur le Regiſtre de la Communauté des Imprimeurs & Libraires de Paris, dans trois mois de la date d'icelles; que l'impreſſion deſdits Ouvrages ſera faite dans notre Royaume & non ailleurs, en bon papier & beaux caracteres, conformément à la feuille imprimée, attachée ſous le contre-ſcel des Préſentes, que l'Impétrant ſe conformera en tout aux Réglemens de la Librairie, & notamment à celui du 10 Avril 1725. qu'avant de les expoſer en vente, les Manuſcrits qui auront ſervi de Copie à l'Impreſſion deſdits Ouvrages, ſeront remis dans le même état où l'Approbation y aura été donnée, ès mains de notre très-cher & féal Chevalier Chancelier de France, le Sieur de la Moignon, & qu'il en ſera enſuite remis deux Exemplaires de chacun dans notre Bibliotheque publique, un dans celle de notre Château du Louvre, un dans celle ce notredit très-cher & féal Chevalier Chancelier de France le Sieur de la Moignon, & un dans celle de notre très-cher & féal Chevalier Garde des Sceaux de France, le Sieur de Machault, Commandeur de nos Ordres; le tout à peine de nullité des Préſentes. Du contenu deſquelles vous mandons & enjoignons de faire jouir ledit Expoſant & ſes ayans cause , pleinement & paisiblement , sans souffrir qu'il leur soit fait aucun trouble ou empêchement. Voulons que la Copie des Présentes , qui sera imprimée tout au long au commencement ou à la fin desdits Ouvrages , soit tenue pour dûement signifiée , & qu'aux Copies collationnées par l'un de nos amés & féaux Conseillers-Sécretaires , foi soit ajoutée comme à l'original : Commandons au premier notre Huissier ou Sergent sur ce requis, de faire pour l'exécution d'icelles , tous Actes requis & nécessaires , sans demander autre permission , & nonobstant clameur de Haro, Charte Normande & Lettres à ce contraires. CAR tel est notre plaisir. DONNE' à Versailles , le sixiéme jour du mois de Septembre , l'an de grace mil sept cent cinquante-cinq , & de notre Regne le quarante-uniéme. Par le Roi en son Conseil. *Signé*, LE BEGUE.

Je soussigné reconnois avoir cédé à mon Pere, le présent Privilége. A Paris, le 16 Septembre 1755. *Signé*, PRAULT, le jeune.

Registré ensemble la Cession sur le Registre XIII. *de la Chambre Royale des Libraires & Imprimeurs de Paris , N*o. *584. Fol. 454. conformément aux anciens Réglemens , confirmés par celui du 28 Février 1723. A Paris , le 19 Septembre 1755. Signé , DIDOT , Syndic.*

Ii ij